轻松好孕40周，孕期生活宜忌

一本为初孕爸妈精心准备的 备孕 怀孕 指导书

梁惠珍 主编

新疆人民出版总社
新疆人民卫生出版社

图书在版编目（CIP）数据

轻松好孕40周，孕期生活宜忌 / 梁惠珍主编. -- 乌鲁木齐：新疆人民卫生出版社，2016.12
　ISBN 978-7-5372-6814-1

　Ⅰ. ①轻… Ⅱ. ①梁… Ⅲ. ①妊娠期－妇幼保健－基本知识 Ⅳ. ① R715.3

中国版本图书馆CIP数据核字（2017）第 017381 号

轻松好孕40周，孕期生活宜忌
QINGSONG HAO YUN 40 ZHOU, YUNQI SHENGHUO YIJI

出版发行	新疆人民出版总社 新疆人民卫生出版社
责任编辑	张文静
策划编辑	深圳市金版文化发展股份有限公司
摄影摄像	深圳市金版文化发展股份有限公司
封面设计	深圳市金版文化发展股份有限公司
地　　址	新疆乌鲁木齐市龙泉街196号
电　　话	0991-2824446
邮　　编	830004
网　　址	http://www.xjpsp.com
印　　刷	深圳市雅佳图印刷有限公司
经　　销	全国新华书店
开　　本	173毫米×243毫米　　16开
印　　张	12
字　　数	160千字
版　　次	2017年4月第1版
印　　次	2017年4月第1次印刷
定　　价	29.80元

【版权所有，请勿翻印、转载】

编辑室的话

轻松好孕，愉快生活

怀孕是女性一生中幸福而又美丽的一段时光，
无论对即将出世的宝宝，还是憧憬未来的孕妈，都是至关重要的时期。

当得知自己体内有一个小生命开始孕育时，除了有一种激动和骄傲之外，
还带着几分不安与恐慌。

对十个月的怀孕生活感到疑惑，担心可能遭遇麻烦和意外，
更为将来临盆时，能否顺利分娩而担忧。

本书将从妊娠知识、胎儿发育、饮食保健、胎教方法、医疗预防等多个方面，
帮您解决等待过程中的困惑，教准父母们做足功课，
轻松孕育一个聪明、漂亮、健康的宝宝。

书中避免枯燥的理论，偏重使用和指导，介绍孕前、怀孕以及分娩知识，
期待孕妈咪能开心而又顺利地度过孕期！

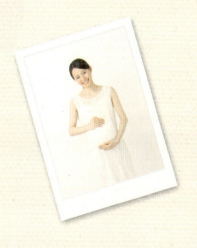

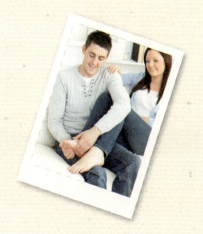

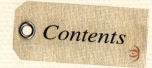

Contents

Part 1 准备好迎接小天使了吗？ 做足孕前准备工作

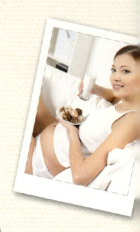

- 002 准父母孕前须知（一）
- 003 影响精子质量的隐性因素
- 004 准父母孕前须知（二）
- 008 掌握适宜的怀孕时机
- 011 塑造孕妈的良好体质
- 012 不宜立即怀孕的情况
- 013 家电对怀孕的影响
- 014 意外怀孕怎么办？
- 016 高龄产妇安全须知
- 017 高龄妇女的产前注意事项
- 018 孕前女性的饮食调养（一）
- 020 孕前女性的饮食调养（二）
- 022 孕前特别注意事项
- 023 避开有害的怀孕环境
- 024 孕前男性的饮食调养

Part 2 迈出迎接小天使的第一步！ 欣喜而又小心的孕初期

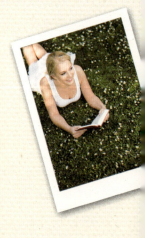

- 028 怀孕第1周
- 032 怀孕第2周
- 034 怀孕第3周
- 036 怀孕第4周
- 040 怀孕第5周
- 044 怀孕第6周
- 046 怀孕第7周
- 048 怀孕第8周
- 050 怀孕第9周
- 054 怀孕第10周
- 056 怀孕第11周
- 058 怀孕第12周

Part 3 享受与宝贝互动的幸福！相对舒适的孕中期

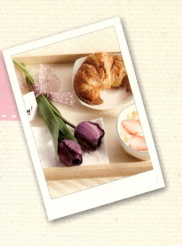

- 074　怀孕第 13 周
- 078　怀孕第 14 周
- 080　怀孕第 15 周
- 082　怀孕第 16 周
- 084　怀孕第 17 周
- 088　怀孕第 18 周
- 090　怀孕第 19 周
- 092　怀孕第 20 周
- 096　怀孕第 21 周
- 100　怀孕第 22 周
- 102　怀孕第 23 周
- 104　怀孕第 24 周
- 108　怀孕第 25 周
- 112　怀孕第 26 周
- 114　怀孕第 27 周
- 116　怀孕第 28 周

Part 4 倒数小天使的降临！升级大肚婆的孕晚期

- 132　怀孕第 29 周
- 135　怀孕第 30 周
- 138　怀孕第 31 周
- 141　怀孕第 32 周
- 144　怀孕第 33 周
- 147　怀孕第 34 周
- 150　怀孕第 35 周
- 153　怀孕第 36 周
- 156　怀孕第 37 周
- 159　怀孕第 38 周
- 162　怀孕第 39 周
- 164　怀孕第 40 周

Part 5 迎接宝宝的出生！产前准备与分娩

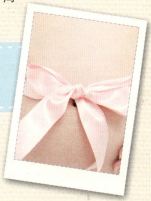

- 178　用充足的体力迎接宝贝
- 180　产前注意事项
- 184　分娩过程中的困惑早知道

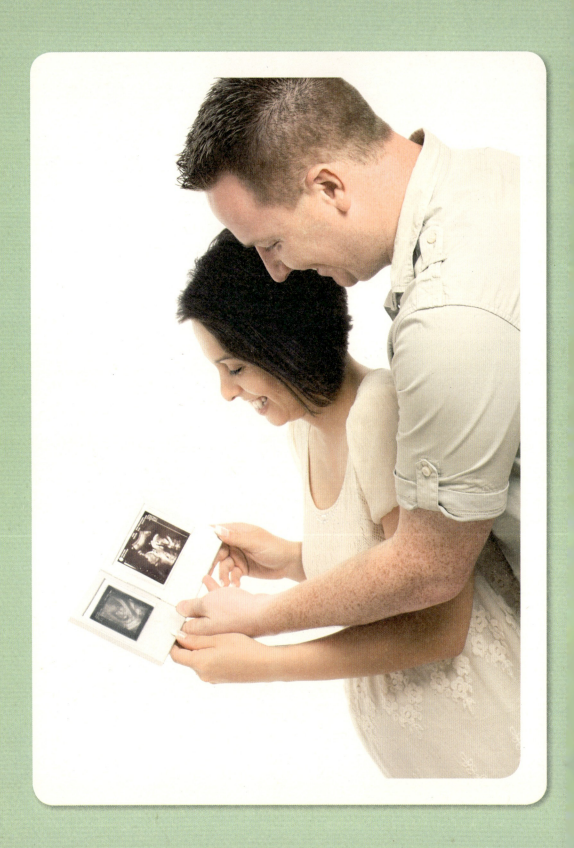

Part 1

准备好迎接小天使了吗?
做足孕前准备工作

要迎接小天使的到来,
需要做好充分的孕前准备,
无论是怀孕时机、
不适合受孕的情况,
还是孕前父母双方的营养调养,
都要有足够的了解。

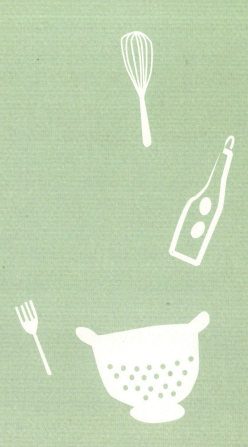

准父母
孕前须知（一）

怀孕前应培养热爱孩子的心理，对生孩子持积极的态度。

准妈妈你准备好了吗？

有学者研究发现，怀孕前强烈希望有孩子的母亲，分娩时就会对孩子有一种挚爱的感情。随着孩子的生长，在与孩子不断的交流和心理沟通中，对孩子的爱也不断加深。而一些视怀孕为意外，并消极对待的母亲，在孩子出生3个月时，仍没有感觉到孩子的可爱，随着时间的推移，与孩子接触不断增多，母爱才逐渐产生和加强。但和那些从孩子一出生就有强烈感受的母亲相比，其母爱的强度仍有很大的差距。这种差距产生的原因，就是母亲孕前对胎儿的态度不同。

女性有做母亲的心理准备，知道自己怀孕的消息就会非常高兴，并会积极期待孩子的出世。在怀孕期间，她们情绪安定，对怀孕采取的态度是认真的，能积极做好孕期的保健和生产的配合。在此情况下，胎儿就能健全发育，分娩才会顺利。

而未做好心理准备的女性，怀孕期间的情绪是消极的、不稳定的。这种消极情绪能激起自主神经系统活动的异常，同时引起内分泌变化。由内分泌变化产生的生物活性物质，经血液流经胎盘、脐带进入胎儿体内，进而对其产生不利影响。

优生与受孕时机有关吗？

人才的培养不是从上学才开始，也并非从出生时开始，而是从胎儿时期，甚至是从受精时就开始。因此在计划受孕时，除了要注意男女双方的身体是否健康外，还要选择身体状态最佳、精力最充沛、心情最好的时机，因为这时所获得的受精卵也是最优质的。

男女之情的萌发，与脑垂体后叶分泌的加压素和催产素有关。在含情脉脉的前戏过程中，男女均分泌大量的加压素和催产素，加上过去已知的性激素，就构成一个有利于生殖的内在环境，使排卵、射精、受精、着床等一系列环节都符合生理的特点，这种内分泌激素的协调、内在环境的稳定，无疑能使胎儿很好地发育成长，使之成为一个智力与体力俱佳的个体。

怀孕的较佳时刻

人体的生理现象和机能状态，在一天24小时内不是一成不变的，而是不断变化的。其变化有一定的规律，一般早上7~12时，人体机能状态呈上升趋势；13~14时，人体机能进入白昼最低时刻；下午5时再度上升，晚上11时后，又急剧下降。科学家普遍认为，晚上9~10时同房受孕是最佳时刻。

影响精子质量的隐性因素

现代社会普遍压力大,这样的生活模式也会影响精子的品质。

Point 1

工作受到高温、气压、水压或辐射的影响,会导致Y精子能力衰减。

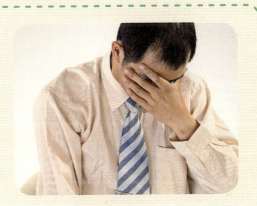

Point 2

男性长期在压力下,会使精虫数减少。

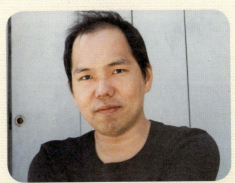

Point 3

生男生女往往受家族遗传。

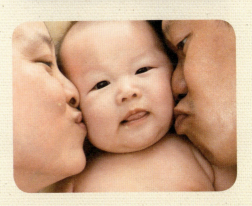

准父母孕前须知（二）

迎接新生命之前，爸妈要做足准备，才能从容面对怀孕与生产。

男女生育黄金时间

在婚姻中，人们关注的是情感；在生育方面，科学家们的着眼点则是遗传。法国遗传学家摩里士在1989年的研究成果显示，年龄在30～35岁的男性所生育的后代是最优秀的。摩里士说，男性精子在30岁时达到高峰，然后能持续5年的高品质。另一方面，生理学家公认，女性在23～30岁之间是生育的最佳年龄，此时女性全身发育完全成熟，卵子品质高，若怀胎生育，女性并发症少，分娩危险小，胎儿生长发育好，早产、畸形和智障儿的发生率最低。

这时夫妻双方生活经验也较为丰富，有能力抚育好婴幼儿，若过早地怀孕生育，胎儿与发育中的母亲争夺营养，对母亲健康和胎儿发育都不好。由此不难看出，男女生育的优生年龄组合，应是前者比后者大7岁左右为宜。

什么季节怀孕较理想？

夏、秋季怀孕，可使胚胎在前3个月避开流行病毒感染，又有利于孕妇多在室外散步，充分吸收氧气，还有大量的水果蔬菜供应，以确保母子合理的营养结构和养分；夏、秋季分娩，为产妇和婴儿提供良好的恢复和生长的气候条件，所以夏秋季可以说是理想的怀孕季节。

受孕时间禁忌

- 避免情绪过度波动和精神受到创伤后受孕。
- 避免烟酒过度、戒烟戒酒不足6个月受孕。
- 避免生殖器官手术后不足6个月受孕。
- 避免产后恢复时间不足6个月受孕。
- 避免脱离有毒、有害物质时间不足3个月受孕。
- 避免照射X光、放射线治疗、服用病毒性
- 感冒药物，或慢性疾病用药后不足3个月受孕。
- 避免口服或埋植避孕药，停药时间不足3个月受孕。
- 避免长途出差、疲劳而归不足2周时间受孕。

影响精子质量的生活因素

引起精子品质下降的原因，有些是先天或后天的疾病，有些则是生活中一些人为因素所造成。其中，以下几种因素已在研究中证明，对精子品质的影响较大：

1. 汽车废气

汽车废气中含有大量有害物质，如二氧化硫、二氧化碳等。人体长时间接触会影响生殖健康。最严重的是，汽车废气中的戴奥辛是极强的环境内分泌干扰物质，可使男性的睾丸形态发生改变，精虫数量减少，生精能力降低。

2. 医疗药品

男性生育能力受到药物的种类、剂量、疗程、患者的年龄等因素影响。一般使用药物的剂量愈大、疗程愈长、患者的年龄愈小，对生育功能的损害愈严重，恢复生育功能所需要的时间也愈长。药物中的镇静剂、安眠药、抗癌药物，化学药物中的马利兰、荷尔蒙类药、性保健品等药物会损害男性性腺功能，造成精虫数和品质下降，或透过影响性腺的内分泌功能，导致性功能障碍。因此未婚未育男性在选择药物时要小心谨慎。

3. 烟酒茶

吸烟一直以来都是影响身体健康的大敌，对精液的影响同样明显。烟草中产生的尼古丁和多环芳香烃类化合物，会引起睾丸萎缩和精子形态改变。吸烟者与非吸烟者相比，精液品质的各项主要指标都显着降低，精子的畸形率升高，精液中白血球数量增加。酒精对人体肝脏和男性睾丸都有直接的影响，研究发现，慢性酒精中毒的患者会出现睾丸萎缩，导致精液品质下降。因此，男性一定要避免经常性的过度饮酒。

4. 杂讯

随着现代化的发展，城市杂讯对健康的影响更为突出。杂讯会使人体内分泌紊乱，导致精液和精子异常。长时间的杂讯污染，可以引起男性不育；对女性而言，则会导致流产和畸胎。

5. 辐射

辐射对人体的健康已被确定有明确的影响。小剂量的辐射会影响身体发育，大剂量的辐射可引起睾丸组织结构的改变，增加精子的畸形率，降低精虫数、密度。日常生活中，辐射源很多，例如，微波炉、电脑、电视机、空调、手机等都会产生辐射。因此男性平时应尽量减少与辐射源的接触，但也不必过度紧张。

6. 微量元素

与男性生育相关的微量元素主要包括锌、硒、铜、钙和镁等。锌是生殖系统内重要的元素，锌直接参与精子的生成、成熟、启动和获能。缺锌会影响青春期男性生殖器官和第二性征发育，降低精子的活动能力，影响精子密度，削弱身体的免疫功能，使男性容易罹患摄护腺炎、附睾炎等感染性疾病。

而硒的缺乏，会使体内过氧化物浓度增加，进而造成对男性生殖系统和睾丸的伤害。因此，男性平时应该多吃含锌、硒较高的食品，例如，牛奶、玉米、黑米、黑豆等。与锌不同的是，铜在人体内的含量与精子的活力呈现负相关，也就是说，体内的铜愈多，精子的活力就愈下降，活力就愈差，运动速度就愈慢。更糟的是，铜元素浓度的增高，不仅可直接影响精子的生理功能，还会透过干扰脑下垂体内分泌腺的分泌功能，从根本上影响男性生育。

7. 毒品

有些毒品，如大麻、古柯碱等对精液品质有影响，大麻可使血液中雄性激素水准降低，精子密度下降，导致男性乳腺发育；古柯碱会使精子密度下降。毒品对精子的影响持续时间会很长，所以要远离毒品。

保持良好的怀孕情绪

孕妇的情绪如何，既关系到自身的健康，也关系到下一代的生长发育，的确是一个应该认真对待的大事。至于在怀孕期间如何保持健康、良好的情绪，需要多方注意。

家庭要尽可能营造和谐、欢乐的气氛。夫妻之间要多交流、沟通，尤其是发生口角时，要积极的开导孕妇，避免孕妇受到不良刺激。孕妇自身，同样要正确对待生活中发生的大、小矛盾，对一些无足轻重的事情，不要过分认真和计较，尤其不应该多疑，尽量减少对家人的误解，即使遇到不顺心的事情，也要大度量，学会自我安慰，这样情绪就不容易受到影响而产生波动。要知道，保持健康的情绪，让自己始终有一种良好的心境，对自己、对胎儿都有好处，自然对家庭也就有好处。

怀孕前使用哪些药物会影响优生？

大家多不注意妊娠前，母亲用药对胎儿的危险性，以因果关系来看，有些药物在孕前使用，对胎儿有一定影响，例如胎龄第1周死亡，或胚胎细胞数减少等，可造成流产、畸胎、死胎，以及智能障碍。

妊娠前用药可能会出现以下后果：

1. 药物引起染色体损害，例如，奋乃静、氯丙嗪和迷幻药（LSD）等。
2. 细胞毒作用，例如，硫唑嘌呤、环磷酰胺。
3. 麻醉性气体可能会使早产、自发性流产及先天性畸形增多。
4. 排卵针药可能带来多胞胎。

父亲若在受精时错误用药，经动物实验证明，可导致胎儿体重减轻，新生儿死亡率增加，可能是药物存在于精液内，引起受精卵发育改变，或直接影响遗传物质的结果。

不要和宠物再腻在一起

时下深受人们喜爱的猫狗，是弓形虫常见的带原体，其中又以猫最为突出。弓形虫是一种肉眼看不见的小原虫，这种原虫寄生到人和动物体内，就会引起弓形虫病，如果妇女不慎感染，就可能将弓形虫传染给腹中的宝宝，甚至导致早产、流产、畸形等严重后果。

研究证明，猫和其他猫科动物是弓形虫的终宿主，一只猫的粪便中，每天可以排泄数以万计的弓形虫卵囊，若被人或动物食入，就会经胃肠壁进入血液或组织，导致病毒感染。若接触猫的唾液，或饮用受污染的水，以及食用受污染的食物，都有被感染的危险，因此至少应在孕前三个月就远离宠物，而且要做相对的体检，如果感染弓形虫，应该治愈后再考虑怀孕。

孕前应做的优生检查

目前临床中，常做的有优生4项检查，包括巨细胞病毒、单纯疱疹病毒、德国麻疹病毒，以及弓形虫；优生6项检查：包括巨细胞病毒、单纯疱疹病毒、德国麻疹病毒、弓形虫、人乳头瘤病毒，及解尿素支原体。各家医院所做的项目都不尽相同，但都是临床中易受感染的病原体。

孕前生理时钟可帮助优生吗？应做的优生检查

"生理时钟"是指生物体伴随时间的变化而做周期变化的规律，每个人从出生到生命终结，每个月都存在着生物规律的高潮期和低潮期。如果健康的男女双方在生物规律的高潮期受孕，就能生出一个身体健康、智力超群的孩子。如果一方在高潮期，而另一方在低潮期，出生的孩子先天素质和智力就一般。如果双方生物规律都运行到低潮期时性交并怀孕，则生出的孩子就可能会体力和智力较差。

日常生活中就常常看到，尽管父母都聪明伶俐，但其结晶却痴愚鲁钝；反之，"中人之资"的夫妻，却有个出类拔萃的孩子。

什么是子宫内感染？

如果孕妇感染优生检查中4种病毒中的一种，就有可能造成胎儿子宫内感染，胎儿感染后，可能会导致流产、死胎、畸形，及一些先天性疾病。子宫内感染又称"先天性感染"或"母婴传播疾病"，是指孕妇在妊娠期间受到感染，引起胎儿在子宫内受染。引起子宫内感染的致病微生物，除上述的4项外还有许多。按照病原体种类分为6大类：

1. 细菌
2. 病毒
3. 螺旋体
4. 原虫
5. 衣原体
6. 支原体

细菌中常见的是淋球菌。病毒中常见的是巨细胞病毒、德国麻疹病毒、单纯疱疹病毒、乙肝病毒、流感病毒、人乳头瘤病毒、柯萨奇病毒、细小病毒、爱滋病毒等。螺旋体主要是梅毒螺旋体；原虫中主要是弓形虫；衣原体主要是沙眼衣原体；支原体中主要是解脲支原体。

如何减少农药对优生优育的危害？

有关调查资料显示，中国农村的儿童白血病患中，40~50%的发病诱因，或直接原因便是包括农药在内的化学物质。避免和减少农药对人体，特别是孕妇和儿童的危害，是优生优育的重要一环。妊娠期和哺乳期的妇女不要接触农药。水果、蔬菜喷洒农药后可以食用，但应有一定的采收期，严禁刚喷洒农药后的水果、蔬菜上市。吃水果时，一定要去皮，因为水果的残留农药主要集中在表皮。

掌握适宜的怀孕时机

想要迎接新生命的到来，不宜过于急躁，掌握好时机才能孕育优质宝宝。

婚后不宜立即怀孕

夫妻双方为了办好婚事，付出很多心血，在精神和体力上，都处于相当疲乏的状态，夫妻的身心状况会明显影响精子和卵子的品质，并影响精卵结合后的胚胎、胎儿，婚后立即怀孕，对妇女本身也不利。要想恢复双方的身体健康状况，需要婚后相当长的一段时间，旅游结婚有诸多优点而颇受新婚夫妇欢迎，但在旅游时，跋山涉水、赶车搭船，不仅体力消耗大、饮食不规律，而且生活规律和精神情绪常处于混乱状态，身体抵抗力也会下降，这些都会影响精卵品质。

旅游中，从一地到另一地，各地气候差别很大，天气也会有各种变化，极易受凉感冒，加上疲劳、人群混杂、空气污染等因素，会诱发各种疾病，其中德国麻疹等病毒感染，是胎儿畸形的重要诱因。

另外，新婚期间，往往房事频繁，旅途中难免缺乏良好的洗漱、淋浴设备，就不易保持会阴部和性器官的清洁，泌尿生殖系统感染也十分常见，这对怀孕极为不利。旅游中吃住卫生条件也不能确保，容易发生呼吸道或消化道感染，常需服用各种抗菌药物，无论是感染，还是服用药物，对胎儿不利，因此新婚期间，特别是蜜月期间，最好暂不做受孕的打算。

口服避孕药会影响优生吗？

在应用口服避孕药进行避孕的过程中，无论是长期服用的复方短效、长效避孕片，还是临时服用的探亲避孕药，如果漏服、不按时服用，都有可能导致避孕失败，在不知不觉中受孕。受孕者一定十分关心：口服避孕药究竟会不会影响胎儿发育呢？孕期用药，主要是透过母婴物质交换的重要器官——胎盘影响胎儿。已知性激素对胎儿和新生儿有不良影响，有毒性，可致畸、致癌。雄激素和合成孕激素（如甲地孕酮、氯地孕酮）特别是由睾固酮衍化而来的合成孕激素（炔诺酮），可引起女胎男性化，表现为外生殖器的异常，像阴蒂肥大，阴唇融合黏连等。

雌激素不仅会引起男胎女性化，也会透过刺激肾上腺，增加雄激素产量而使女胎男性化。子代先天性心脏病发生率也增加2～3倍。口服避孕药是否会对遗传和后代产生不良影响一直是研究重点。有人认为，口服避孕药会增加染色体畸变率，尤其是染色体断裂率会显着增高。连续服药，或停药几个月内受孕者的自然流产率增高，且这些胎儿的染色体畸变率高。

不过，也有资料显示，孕前或孕时曾服用过避孕药者，与未用药者的畸胎率比较，两组没什么差别。关于口服避孕药对子代的影响尚有争论。有鉴于目前中国广泛采用的短效避孕剂量仅为原始剂量的1/4，一般认为，还是相当安全的。

自然流产和人工流产后不应立即怀孕

无论是自然流产还是人工流产，身体某些器官的平衡被打破，出现功能紊乱，需要一个恢复的过程，主要是指子宫内膜的修复。如果修复不良，则会对再次妊娠带来多种不利影响，特别是那些流产中，或流产后出现异常情况者，更应该等待一段时间再受孕。如果早产或流产后不久就怀孕，由于子宫等器官的功能不健全，对胎儿十分不利，也不利于妇女身体的恢复。一般而言，流产后应该等待至少半年后再考虑怀孕，对习惯性流产的妇女应该尽可能查清原因后再孕。

孕前需要做的全身健康检查

如果两性已决定要生个宝宝的话，那么彼此就需要一起做孕前健康检查，以确定两个人的健康，是否都处于良好状态。

孕前3～6个月，男女双方应避免接触有害物质，戒除不良嗜好，最好进行健康检查。男性的体检项目包括：常规的健康检查，例如血、尿常规，肝肾功能和精液检查；与男性相比，女性的检查项目要多出很多，从这一点也可以看出，妈妈的健康状况对宝宝的影响有多大这些检查项目包括：血常规、尿常规、肝功能、肾功能、心电图、血压测定、病毒，及抗体检测、营养状况检查、妇科检查。

如果双方患有疾病，应考虑是否能承受孕产全程，尤其女方罹患肝炎、心脏病、肾脏病、高血压等疾病时。轻者可在医生指导下妊娠，重者应积极就医，待身体治愈后，在医生指导下妊娠。

孕前应禁酒

酒精对生殖细胞的毒害，不会随酒精代谢物的排出而消失，只有当受损的生殖细胞被排出后，才可避免胎儿畸形的形成。酒对胎儿来说是一种危险的致畸因数，饮酒量愈大，次数愈多，对胎儿的影响也就愈大。特别是长期大量饮酒的孕妇，胎儿可发生慢性酒精中毒，医学界称为"胎儿酒精症候群"。严重时，胎儿会死亡、流产，即使可以存活，也常表现出多种畸形，例如，头颅颜面发育异常、兔唇或腭裂、智力低下，以及形成痴呆及内脏多处畸形等，胎儿或新生儿死亡率明显增加。因此孕前孕后应禁酒。

性生活频繁不利优生

凡是影响精子品质的因素，先生应尽量排除。性生活频繁，必然使精液稀少，精虫数和品质也会相对减少和降低，为确保新生命的正常孕育，夫妻双方有必要节制房事，尤其是男方，养精蓄锐更重要。这一点，性欲旺盛的新婚夫妇应特别注意。

停服避孕药后，多久再怀孕较合适？

有资料显示，服用避孕药6个月的妇女，在停药后的第1个月经周期，就能恢复排卵功能，有的体内激素水准还高于过去正常的水准，往往更容易怀孕；服用避孕药在1年以上的妇女，约在停药后的1～2个月内开始排卵；服用避孕药的男子不管时间多久，在停药3个月后，精液就恢复正常。但是，停止服用避孕药多久怀孕比较合适呢？

根据观察，停药后立即受孕，双胞胎的发生率可增高1倍，主要为异卵双胞。最近英国对5,500名服药妇女进行观察，未发现口服避孕药对下一代有不良影响，其畸变率、流产率无明显差别，有的科学家进行研究，并没有发现口服避孕药者的生殖细胞内，染色体有什么异常改变。可见，用口服避孕药不会造成遗传病，因此认为，从停药到再次受孕的时间长短，似乎并没有什么关系。

停药后，虽然不见得能够很快怀孕，对排卵功能的抑制，一般在5周左右就已经解除。不过，由于目前长期服药对胎儿的远期影响还没有足够的把握，为慎重起见，绝大多数人主张，以停药半年以后再怀孕比较好，这样能使母体有充足的时间消除激素的干扰，并恢复自己的生理功能。

避孕期间却怀孕好吗？

避孕失败后，能否继续妊娠，要根据具体情况而定。首先，应该考虑夫妻双方身体是否健康；其次，要考虑所采取的避孕措施，如果采用安全期避孕失败后受孕，则不会对妊娠带来负面影响。如果采用口服或注射避孕药物、阴道用杀精剂，以及子宫避孕器避孕失败后受孕，则有可能对胚胎带来负面影响，通常要尽快终止妊娠。如果采用保险套，或体外射精避孕失败后受孕，则从优生学角度来看，应该去医院做检查，听从医生嘱咐，是否终止妊娠。

避免高温高热

"低温环境"是精子的最佳孕育空间，高温对精子来说，是生存的残酷大考验。高温对睾丸会产生损害，但是究竟多高的温度，和在这种温度下暴露的时间多久，才会对睾丸产生影响？目前在学术界仍有争论。在现实生活中，男性应该尽量避免在高温环境中停留过长，如洗桑拿和用热水泡澡等。

塑造孕妈
的良好体质

孕前调理可在预定怀孕前半年开始。

Point 1
摄取营养良好的食物,并保证充足的睡眠。

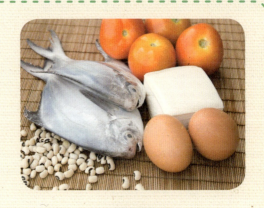

Point 2
生活规律化,起床、睡觉、运动、工作,最好做到规律而内容丰富。

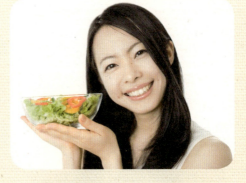

Point 3
多吃鱼虾、山药,有补肾、调理先天精气的功效。

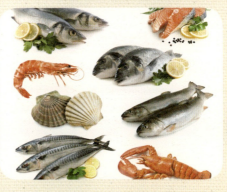

不宜立即怀孕的情况

遇到下列几种情况不适合立即怀孕，应谨慎面对，以免造成无可挽回的悲剧。

刚照过X光的妇女，不宜立即怀孕

调查显示，在1,000个儿童中，发现有三色色盲的儿童母亲，腹部大多都曾接受过X光照射。如果在怀孕前4周内受X光照射，就可能会发生问题。医用X光的照射量虽然很少，但它却能杀伤人体内的生殖细胞。因此，为避免X光对下一代影响，接受X光透视的妇女，尤其是腹部，过4周后怀孕会较为安全。

压力过大时不宜怀孕

现代医学研究证明，压力过大，在某种程度上会影响女性的生育状况，人的心理因素可能抑制排卵，使子宫和输卵管痉挛，及子宫颈黏液分泌异常等，这都对女性的生殖功能有很大影响。因此，一些生活和工作压力较大的女性要想怀孕，一定要提前调整好精神状态，减轻压力，进而更好地受孕。

人工流产对生育会造成哪些影响？

人工流产是利用器械清除子宫内妊娠组织，而达到人工终止妊娠的方法。一般来说，绝大多数人工流产，对以后生育不会有明显的不良影响，只对极少数人产生程度不同的影响，主要表现在以下方面：

1. 手术后有的会发生生殖器感染，例如，子宫内膜炎、子宫肌炎、骨盆腔结缔组织炎和输卵管炎等。

2. 对子宫颈或子宫壁过度的机械性吸刮，导致子宫颈或子宫壁内膜损伤，日后可能发生子宫颈或子宫壁的沾黏，也可能在再次妊娠时，发生自然流产、胎盘黏连等。

3. 吸宫术由于负压抽吸作用，引起子宫壁内压力大幅变化，增加子宫壁内物质逆流到输卵管和骨盆腔的机会，而提高罹患子宫内膜异位的机率。子宫内膜异位可导致不孕。

人工流产是一种可能带来近期和后期不良影响的手术，应该慎重对待。需要做人工流产时，最好是到医院去接受手术。

避免入住新房后怀孕

家庭装修用的各种油漆、涂料和黏着剂释放的苯污染，容易影响女性健康，并直接影响胎儿发育。装修材料中的低浓度芳香烃有机溶剂污染对新生儿出生体重存在不良影响，可使新生儿出生体重降低，和新生儿怀孕周期明显缩短，所以应尽量避免入住刚装潢的新房后怀孕。

家电对怀孕的影响

家电使用不当,可能会给孕妇及胎儿带来危害,所以科学家们提醒孕妇,最好远离电器。

Point 1

电脑产生的辐射强度极微小,但长时间接触,可能对健康不利,特别是对胎儿健康造成一定影响。

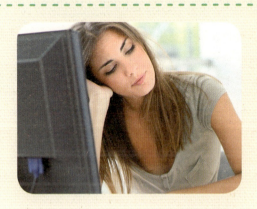

Point 2

电视机产生的辐射强度小,但长时间接触,电磁辐射会增加自然流产率、多胎率、新生儿死亡率。

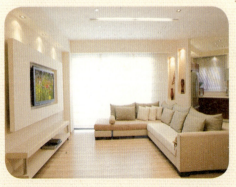

Point 3

微波炉也会形成电磁波磁场,孕妇应尽量少使用电器,即便使用,也要保持一定距离。

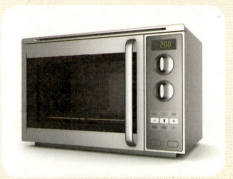

意外怀孕怎么办？

如何知道自己怀孕了？

有很多女性在未超过经期时，就对怀孕有所感应，出现如头痛、疲倦、恶心、腹胀、乳房胀痛、下腹绞痛、尿急等症状，对味道特别敏感。妊娠后，体内将会发生一系列的变化，女性往往自己可以感觉的到这些变化。一旦经期延迟，身体感觉不适，就应该立即去医院做检查。

怀孕初期的症状有哪些？

怀孕初期，可能出现恶心、呕吐、厌油、食欲不振等不适，孕吐不一定非要在早上，而是出现在一天中的任何时候。如果感觉一天中任何时间发生呕吐现象，不能进食，则需要看医生。

怀孕后，可能出现胸部增大、发胀。有时经前也可能会出现相同症状，但是程度远远不及怀孕时明显。增大的乳房可能会有刺痛感，静脉会更明显，乳头则开始变暗且容易凸起；可能会发现晚上起床如厕的次数增加。频尿也是预知怀孕的征兆之一。

怀孕后，阴道分泌物会有所增加，而自身无任何不适的表现。很多人觉得怀孕后

停经是最大的妊娠变化。若月经超过1周没来，可先用早孕试纸自测。

口腔有股金属味；有些人怀孕后出现明显的饮食偏好，比如吃酸，或突然非常爱吃某种食物；有些人怀孕期间出现便秘症状。

快去医院做检查

若发现自己可能怀孕，应立即去医院做以下检查：

1. 尿液妊娠试验

妊娠尿液中，含有大量的绒毛膜促性腺激素（HCG）。为证实这一点，将HCG抗体和其他动物血红球与尿液混合，观察反应，如果发现两者的结合有红圈出现即为阳性，便可确定怀孕。

2. 超音波检查

停经5周以上，经阴道超音波；停经6周以上，经腹部超音波可见胎囊；停经7周以上，经腹部超音波检查，可使子宫内胚胎显示在萤光幕上，并有心跳，确诊是否怀孕。

哪些药物容易引起流产？

怀孕期间，禁用会引起子宫平滑肌收缩的药物，例如，麦角、益母草、脑下垂体后叶素、摄护腺素、天花粉和奎宁等，因这些药物有可能引起流产；泻药及强烈

刺激性药物，如硫酸镁、蓖麻油等，由于对肠管的刺激作用，可反射性引起骨盆腔器官充血和增强子宫的收缩，导致流产，应禁用。

中药中也有不少药物会损害孕妇及胎儿，造成"轻则动胎，重则堕胎"的后果，例如，巴豆、二丑、斑蝥、铅粉、水银、乌头、生大黄、芒硝、甘遂、芫花、三棱、刘寄奴、皂角刺、生五灵脂、雄黄、乳香和没药等。妊娠期间应避免单独使用的药物有：当归尾、红花、桃仁、蒲黄、苏木、郁金、枳实、槟榔、厚朴、川椒、苦葶苈子、牛黄、木通、滑石等。

由上述知道，药物对孕妇的影响非常大，在选择药物上，孕妇一定要听从医生的指示，以免发生流产。

婚后第一胎不宜人工流产

许多新婚夫妻不想太早有孩子，但由于避孕失败，结果怀孕，就要进行流产。但从科学角度来说，婚后第一胎不宜做人工流产，人工流产手术是避孕失败后的补救措施，对绝大多数妇女的健康不会产生太大的影响，但一小部分妇女可能会引起一些并发症，例如骨盆腔炎、月经病、子宫壁沾黏、输卵管阻塞等，甚至影响日后生育。

这是因为未生育过的妇女子宫颈较紧，颈管较长，子宫位置也不易矫正，容易造成手术时的损伤和沾黏。婚后暂时不想要孩子的夫妇，要做好避孕措施，但也不要盲目、单纯地吃避孕药，要咨询医生，采取正确的避孕方法。

终止妊娠的方法

目前终止早期妊娠的方法主要是：手术流产和药物流产。

手术流产：透过手术终止妊娠的方法，适合手术者为因避孕失败要求终止妊娠的6～10周，和因各种疾病不宜继续妊娠者。不适合手术者如下：

1. 各种急性疾病，或严重的全身性疾病。

2. 生殖器官急性炎症。

3. 妊娠剧吐，酸中毒尚未平衡。

4. 术前两次体温≥37.5℃。施行该手术需要负压33／42kPa。

一般情况下，手术历时几分钟，不需要麻醉，但因子宫扩张器扩张子宫颈和负压吸引器等刺激，使受术者感到痛苦，必要时可静脉全身麻醉。

药物流产：是一种非手术终止怀孕方法。适合者为健康妇女于49天以内终止早期妊娠者。不适者为肾上腺皮质疾病、糖尿病、内分泌疾病、肝肾功能异常、妊娠期皮肤瘙痒史、血液疾病和血栓栓塞病史，以及心血管疾病、青光眼、胃肠功能紊乱、高血压、哮喘、癫痫、过敏、子宫外孕。并发症如下：

胃肠反应、腹痛、阴道出血时间过长、阴道出血过多、感染、迷走神经兴奋症候群、羊水栓塞、子宫外孕破裂或流产、心血管问题、子宫穿孔、脏器损伤、子宫壁沾黏、继发不育。

高龄产妇安全须知

高龄产妇是指年龄在35岁以上，第一次妊娠的产妇。

什么是高龄产妇？

一般来说，高龄产妇的胎儿子宫内生长受限，早产的可能性较大。具体现象是：早产儿或足月新生儿的体重低于同龄的正常儿，不明原因的死胎也增多，先天性畸形率、染色体异常，如唐氏症风险也相对增加。因此高龄产妇要想做到优生优育，应做一些必要的优生咨询，了解特别须知，做好全方位的准备。

为什么高龄产妇易生智能不足儿和畸形儿？

高龄产妇则指年龄在35岁以上的妇女，此时生育的子女，智能不足儿和畸形儿的发生率明显增加。产妇年龄过大，也会导致难产、胎儿死亡率增加。因为产妇年龄愈大，卵细胞可能发生变化，人体包括卵巢所承受的各种幅射线，和有害物质的影响也就愈多，这些因素都会使遗传物质发生突变的机会增多。

遗传物质染色体在细胞分裂过程中，发生不分离现象，最常见的是21号染色体不分离，结果却出现先天性愚型儿，患儿的染色体分析检查，可见有3条21号染色体，故又称"21-三体症候群"唐氏儿。

这样的孩子智能偏低，长大后，生活多不能自理，除体表异常外，尚有心脏、消化道等内脏畸形，近年还发现母亲年龄太轻，或父亲55岁以上时也可能有影响。因此，凡母亲年龄在35岁以上，生过先天智能不足儿，或家族中有先天智能不足患者，都应该去咨询门诊，进行必要的检查。

再次妊娠后，对子宫内的胎儿应做产前诊断，以了解是否患"21-三体症候群"的可能。若此胎儿染色体正常，则可继续妊娠，直至分娩；若发现有染色体异常，应及早终止妊娠。

高龄优孕的干扰因素

专家指出，人类的生殖力会随着年龄的增长而逐渐降低，女性最佳的生育年龄在25～30岁，35岁之后再选择怀孕，身体的各项生理机能已有不同程度的下降，自然产生各种不良因素。高龄女性受孕机率偏低。女性随着年龄增长，排卵愈来愈不规律，受孕机会就会变小，且流产机率偏高。

女性过了35岁，流产的机率大增，高龄女性胎儿畸形机率高。女性的生殖细胞一般在35岁以后，就开始逐渐老化，并且很容易受到病毒感染、环境污染等影响，孕妇年龄愈大，卵子愈容易受影响，卵细胞品质也会随之下降，容易发生染色体分裂异常。高龄女性有一些会罹患妇科或内科疾病，例如子宫肌瘤、卵巢囊肿、月经失调、原发性高血压等，对怀孕及胎儿的发育也有一定影响。

高龄妇女的产前注意事项

高龄产妇应重视每一次产检，一旦生病，应及时去医院检查和诊治。

Point 1

调经是孕前的重要事项。所谓"调经"是指调整月经，使行经时间规律，经期长短适宜，经量多少正常化，因为量少，有可能是内膜太薄，会使着床不易。

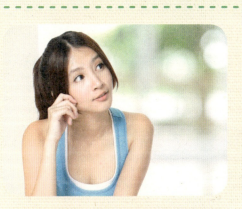

Point 2

饮食方面，以高蛋白、低脂肪、性温和的食物为宜。茶、酒、烟、咖啡，以及含酒精、咖啡因的食品都不适宜。

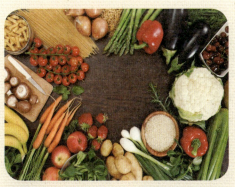

Point 3

生活上，应远离不良环境，例如太吵、太拥挤的空间，和有放射线的地方，避免吸二手烟。

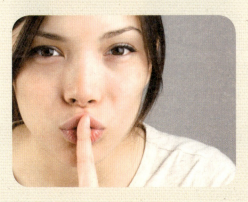

孕前女性的饮食调养（一）

孕期营养足，可避免胎儿出生后免疫功能低下和贫血。

提前3个月开始储备养分

生长发育测量资料显示，胎儿生长受限，和婴幼儿发育落后有关，甚至影响学龄期体格和智力发育。因此妊娠营养，对优生优育的影响日益受到关注。但是孕妇也并不是营养愈多愈好。营养过多还是会增加某些妊娠并发症的发病率，另外，某些营养过多反而会对胎儿造成损害。

维生素与优生

维生素在参与性器官的生长发育、生精排卵、生殖怀孕，以及各种营养素的代谢等方面都发挥着重要作用。如维生素E可增强精子活力，促进男女性欲。

许多研究证实，体内具有足够维生素C的男性会有较健康的精子，男性摄取维生素愈多，防止DNA被破坏的能力就愈强。因此，夫妻都要多补充含维生素的食物，例如乳类、蛋类、动物肝脏、沙拉油、芝麻及其制品、瘦肉、红枣、核桃、胡萝卜、番茄、卷心菜、水果等，但维生素A不能过量。

提前3个月补充叶酸

叶酸对育龄妇女和孕妇非常重要。怀孕初期缺乏叶酸，是引起胎儿神经管畸形的主要原因。神经管闭合，是在胚胎发育的3～4周，缺乏叶酸可引起神经管未能闭合而导致脊椎裂和无脑畸形为主的神经管畸形，主要包括脊椎裂和无脑等中枢神经发育异常。

无脑畸形为严重脑发育不良，并有颅骨缺损。一般患有此症的婴儿，会在出生前或出生后短时间内死亡。脊椎裂患儿虽可存活，但将成为终生残废，对国家和家庭造成很大损失。根据调查结果显示，中国是世界上脑部和脊髓缺陷儿好发的国家。每年约有10万个孕妇产下脑部和脊髓缺陷儿，即每1,000个出生婴儿中，有3个患有此缺陷，主要原因是，中国女性在计划怀孕和怀孕期间，普遍缺乏叶酸。研究证实，女性从孕前1个月至初期3个月内，每日增补680微克叶酸，可有效降低出生缺陷高危族群，神经管畸形的发生率达85%。

补充叶酸对降低胎儿先天性心脏病、唇腭裂也有助益。缺乏叶酸，不但可使妊娠高血压、胎盘提早剥离的发生率增高，更会导致孕妇罹患巨幼红血球贫血，出现胎儿生长受限、早产，及新生儿出生体重偏低等。要减少胎儿脑部和脊髓缺陷的发生，比较重要的是：女性在受精时，就开始摄取足够的叶酸。但实际上，很多女性在得知怀孕后，才开始补充叶酸，那时通常已是受精后一、两个月，会使早期胎儿的脑部和脊髓，因得不到足够的叶酸而发育不全，导致脑部和脊髓缺陷发生。

因此，专家建议女性，在计划怀孕期间就开始补充叶酸。叶酸在整个孕期都不可少。孕期随着胎儿身体组织迅速成长，孕妇需要摄取大量叶酸来满足胎儿的需要。专家认为，准妈妈每天需补充600~800微克叶酸，才能满足宝宝生长需求和自身需要。

补充叶酸要吃什么食物？

含叶酸的食物很多，但由于叶酸遇光、遇热就不稳定，容易失去活性，所以人体真正能从食物中获得的叶酸并不多。例如蔬菜贮藏2~3天后，叶酸损失50~70%；煲汤等烹饪方法会使食物中的叶酸损失50~95%；盐水浸泡过的蔬菜，叶酸的成分也会损失很大。

因此准妈妈们要改变烹饪习惯，尽可能减少叶酸流失，还要加强富含叶酸食物的摄取，必要时，可补充叶酸制剂、叶酸片和多维生素片。富含叶酸的食物：蔬菜有菠菜、番茄、胡萝卜、青菜、龙须菜、菜花、油菜、小白菜、扁豆、豆荚、蘑菇等；新鲜水果有橘子、草莓、樱桃、香蕉、柠檬、桃子、李、杏、杨梅、酸枣、山楂、石榴、葡萄、奇异果、梨等；动物性食品有动物的肝脏、肾脏、禽肉及蛋类，例如，猪肝、鸡肉、牛肉、羊肉等；豆类、坚果类食品有黄豆、豆制品、核桃、胡桃、腰果、栗子、杏仁、松子等；谷物类有大麦、米糠、小麦胚芽、糙米等。

孕前一定要补钙

不要以为怀孕后开始补钙还来得及，事实上，补钙应从准备怀孕时就开始，女性从准备怀孕的时候起，如果发现缺钙，最好能每天摄取600毫克的钙，并停止减肥。这是因为女性身体脂肪量的突然增加或减少，都是破坏荷尔蒙平衡的重要原因，例如女性脂肪量如果降到18%以下，身体雌性激素的分泌量就会减少，不仅会导致月经失调，骨密度也会降低。

骨密度低下的女性，在怀孕期或哺乳期易引起头发脱落、牙齿变脆，也是女性闭经后易罹患骨质疏松的原因。如果女性能从准备怀孕的时候，就开始补钙是非常理想的，这时人体所需的钙是每天800毫克左右。除了从食物中摄取外，需要每天额外补充200~300毫克的钙片。准妈妈补钙最迟不要超过怀孕20周，因为这个阶段是胎儿骨骼形成、发育最旺盛的时期。应在饮食中适当选取富含钙质的食物。

孕前女性的饮食调养（二）

怀孕前可以先进行饮食调养，提早准备胎儿的着床环境。

孕前禁食油炸食品

油炸食品在人们的日常饮食中占有很大的比重，由于其色香味美，香脆可口，颇令人喜爱。但是孕妇却不宜食用过多油炸食品，因为油炸食品经高温处理后，食物中的维生素和其他多种营养素均受到很大程度的破坏，营养价值明显下降，加上脂肪含量较多，食后很难消化吸收。妇女在怀孕初期，一般都有早孕反应，若食用油炸食品不但影响食欲，而且会使反应加重。

怀孕中期以后，孕妇增大的子宫压迫肠道，使肠蠕动减弱。若食用油炸食品，更容易导致便秘。怀孕以后，由于体内荷尔蒙的变化，孕妇消化功能较以前下降，油炸食品更不应多吃。一旦食后，孕妇胃部会有饱足感，会导致下一餐饮食量减少，罹患便秘者更不应食用。食品专家研究发现，食用油经反复加热、煮沸、炸制食品后，会产生致癌物质，用这种油炸制或烹调食品，也会带有有毒物质，经常食用会对人体产生危害。

忌用铝制炊具烹调食物

铝是一种重量轻、不生锈、传热快、光洁度佳、价位又便宜的金属，因此常被制作为炊具使用。

铝是人体非必需的微量元素，进入人体内的铝大部分会随着粪便排出体外，仅少部分会存留在内脏组织及脑部。若长期食用过量，囤积在体内会降低胃蛋白酶的活力，减少胃液的分泌，导致腹胀和消化不良等肠胃疾病；还会导致脑神经退化、记忆力减退、性格异常，甚至导致新生儿痴呆。所以铝的摄取会危害未来孕妇和胎儿的健康，因此最好不要用铝制炊具烹调食物。

孕前不宜吃高盐食物

有些孕妇，由于饮食习惯，嗜好咸食。现代医学研究证实，吃盐量与高血压发病率有一定关系，食盐摄取愈多，高血压的发病率也愈高。众所周知，妊娠高血压症候群是妇女在孕期才会发生的一种特殊疾病，主要症状为水肿、高血压和蛋白尿，严重者可伴有头痛、眼花、胸闷、眩晕等自觉症状，甚至发生子痫而危及母婴安康。孕妇过度摄取盐分，容易引发妊娠高血压症候群。因此，为保健孕期，专家建议，孕妇每日食盐摄取量应为6克左右。

为什么过胖、过瘦都不宜怀孕？

女性过胖或过瘦都会使体内的内分泌功能受到影响。这样不仅不利于受孕，还会增加婴儿在出生后第一年，罹患呼吸道或腹泻的机率，并在孕后易并发妊娠高血压症候群、妊娠糖尿病。

那么体重过重或过轻的标准是如何呢？通常体重如果低于标准体重的15%，则为身体过瘦；如果高于标准体重20%以上，则为身体过胖。准备怀孕的女性，无论身体过胖还是过瘦，都应积极进行调整，力争达到正常状态。体重过瘦的女性，可以适当增加优质蛋白质，和富含脂肪食物的摄取，如肉类、蛋类及大豆制品，但切忌不要因为要增加体重，而盲目吃补品或大量吃零食，这对妊娠期间胎儿的发育没有好处，并且给自己增加没有用的脂肪，对产后恢复带来影响。

体重过重的女性，除积极进行正确的减肥运动外，及早请教营养师制订合理食谱，控制热量摄取，少吃油腻及甜食，多吃健康的蔬果，但切忌盲目节食减肥，这样对身体的损害很大，也会对健康受孕带来不良影响。

有高血压的妇女可以怀孕吗？

原先血压正常的妇女，可能在妊娠中期以后发生合并症，最常见的就是妊娠高血压。只要做产前检查，高血压是很容易被诊断出来的。血压表示为两个值——收缩压及舒张压，正常的孕妇，收缩压介于110～140公厘汞柱之间，舒张压则介于60～90公厘汞柱之间。因此，如果收缩压大于140公厘汞柱、舒张压大于90公厘汞柱，说明孕妇血压升高。

到底妊娠高血压会有什么危险呢？通常它们会在怀孕20周以后才会出现。起先仅是血压上升而已。但是随着周数增加，血压逐渐上升，同时，也会开始出现蛋白尿。如果尿中流失的蛋白质太多，超过食物中的摄取量，孕妇便会出现血中蛋白含量不足的症状，比较明显的就是全身水肿。由于供应胎儿养分的子宫血流量明显减少，能使胎儿生长受限，羊水也会减少。这种合并妊娠性高血压、蛋白尿，及全身水肿的情况，以往称作"妊娠毒血症"，现在则称作"先兆子痫"。如果血压过高，血管收缩太厉害，会造成大脑缺氧、功能失调，引起大抽搐的癫痫现象，称作"子痫症"。一般而言，妊娠高血压愈早出现，愈会导致严重合并症，其发生先兆子痫的机率也愈大。同时，胎儿发育也会明显受限，有时甚至胎死腹中。产前检查时测量血压，可以及时发现高血压，以及"先兆子痫"，对孕妇帮助很大。

心脏病患的妇女可以怀孕吗？

年轻人中较常见的心脏病，主要为先天性心脏病、风湿性心脏病，和心律不整等情况。这些心脏病妇女能否承受怀孕和生产，主要取决于心脏病的严重程度，及孕前心功能的状况。因为妊娠期孕妇全身的血容量比未孕期高，心脏负担明显加重，分娩更是一种强大体力的劳动，心脏负担十分沉重。产后原来供给胎儿、胎盘的血液，在胎儿、胎盘从体内排出后，这些血液也回到心脏，再次加重心脏的负担。如果孕前心功能较差，极有可能在妊娠期、分娩期，或产褥期发生心力衰竭，重者还将迅速危及母子生命安全。

孕前特别注意事项

孕前要注意的事项非常多，尤其是患有特殊疾病的女性，在孕前调养时需要隔外的用心。

哮喘病患怀孕要小心

哮喘是一种呼吸道慢性发炎疾病，特性是经过敏原引发的支气管发炎与痉挛的现象，怀孕时，发生哮喘的机率约在4%。具有哮喘病史的妇女，若未及时得到适当的处理，对母体与胎儿都有危险。然而获得适当控制或处理恰当的哮喘孕妇，其怀孕的结果，与没有哮喘的孕妇相比并无差异。

哮喘未经良好控制，对于母体与胎儿是非常危险的。研究指出，哮喘由于缺氧造成胎儿死亡、出现低体重儿、早产，而孕妇哮喘发作可引起严重缺氧，因此十分危险，哮喘发作时，及时的处理是最重要的，否则母子将面临缺氧问题，经过及时适当控制的哮喘产妇，所生下的胎儿健康程度，与没有哮喘者相似。

肾脏病患能怀孕吗？

慢性肾炎是由原发性肾小球疾病引起的一组以蛋白尿、血尿、水肿、高血压为临床表现的疾病，病程长达一至数年。通常可将慢性肾炎分为三种类型：

1. 蛋白尿型

有浮肿而无高血压，肾功能正常。该型病人可以怀孕。

2. 高血压型

以蛋白尿和高血压为主要现象，肾功能正常。该型病人怀孕后，极易发生妊娠高血压症候群，产儿死亡率较高。

3. 氮质血症型

有蛋白尿、高血压，和明显的肾功能损害及氮质血症。该型病人不宜怀孕。

孕前吸烟不利怀胎

烟草中含有多种有害物质，如果女性嗜烟，会引起月经失调，并减少受孕的可能性。烟草毒素作用于怀孕的母体后，可透过胎盘直接危及发育中的胚胎，使胎儿细胞染色体畸变率增加。尤其是在胚胎发育早期这一敏感时期，烟草毒素不仅增加染色体畸变率，而且可透过影响基因调控、影响代谢过程而干扰胎儿发育。

带病可以怀孕吗？

女性带病妊娠可使病情加重，还会危及胎儿。不过，也并非所有的慢性病患都不能妊娠。因为有些慢性病短时间内不能治愈，但经过合理、适当的治疗，待病情好转后也可以妊娠。

避开有害的怀孕环境

远离有害的怀孕环境，可说是优生优育的重要关键。

Point 1

酒精对卵细胞也会产生侵害，喝酒后的妇女要20天以后再受孕。

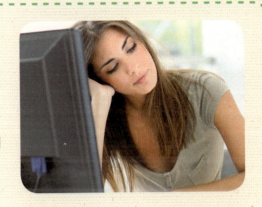

Point 2

从事毒理实验室的研究人员、麻醉师、护士，以及接触有机溶剂、高分子化合物，或是亲自冲洗照片的女摄影师要在怀孕半年前暂时离开工作。

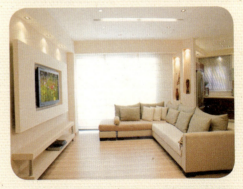

Point 3

女性在准备怀孕之前，须进行一次彻底的口腔检查。对有可能在孕期出现的牙龈炎、牙周病等问题，及时彻底地根治。

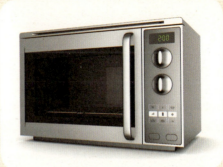

孕前男性的饮食调养

研究表明，一些营养素的缺乏可能会影响精子的质与量。

要做爸爸，不准挑食

爸爸要注意多吃含锌、硒等元素的食物，例如鱼、牡蛎、动物肝脏和糙米等。同时，还要尽量少摄取"杀精"的食物，例如芹菜、黄豆、可乐等。国外医学实验发现，男性多吃芹菜会抑制睾固酮的生成，进而有杀精功效，会减少精虫数。当然，一般人不可能每天只大量地进食芹菜、黄豆，只要按照正常的用餐数量和习惯吃芹菜、黄豆等，是不会对男性精子产生影响。

准爸爸肥胖也是不行的，营养失衡，会影响男性体内性激素的正常分泌，造成精子异常，使胚胎的物质基础受到影响，所以对准爸爸来说，在怀孕前，也应和妻子一起调整饮食结构，改变偏食、挑食的不良习惯。

准爸爸调养身体必吃食物

很多男性朋友对蔬果不屑一顾，认为那是女性减肥的食物。实际上，蔬果当中的营养物质，是男性生殖生理活动所必需的。如果男性长期缺乏蔬果当中的各类维生素，就可能有碍性腺正常的发育和精子的生成，进而使精子减少，或影响精子的正常活动能力，重者有可能导致不孕。

研究显示男性体内维生素A严重不足，易使精子受损，精子的活动能力也随之减弱，即使受孕，也容易导致胎儿畸形或死胎。而B族维生素（包括泛酸）与男性睾丸的健康，有直接而密切的关系，一旦缺乏，会降低男性的生殖能力。

叶酸对于准备做爸爸的人来说，也同样重要。当叶酸在男性体内呈现不足时，男性精液的浓度会降低，进而减弱精子的活动力，增加受孕难度。蛋白质是生成精子的重要原料，充足的优质蛋白可以提高精虫数和品质。

优质蛋白质包括鲑鱼、牡蛎、深海鱼虾等。除此之外，各种瘦肉、动物肝脏、乳类、蛋类也是优质的蛋白质食品，可以帮助增加精子养分，提升精子存活率。蛋白质食品当中，还含有人体所必需的脂肪酸，它们无法透过人体自己合成，只能从食物中获得。除优质蛋白质以外，人体内的矿物质和微量元素，对男性的生育力也有重要影响，例如锌、锰、硒等元素，参与男性睾固酮的合成和运载的活动，同时，帮助提升精子活动力，及受精等生殖生理活动。

能够提高精子品质的食物

精液的生成离不开优质蛋白,可选用各种瘦肉、鸡蛋、鱼肉、乳类、大豆制品等,含优质蛋白丰富的食物。锌元素是男性生殖系统维持正常功能,不可缺少的重要物质,多锌食品有牛肉、鸡肝、鸡肉、蛋类、猪肉、花生等。钙、铁、磷等矿物质和维生素A、维生素D、维生素C等,也是维持男性性功能的重要物质,在水果、蔬菜、鱼类和豆制品中含量丰富。另外,坚果类食物,对提高精子品质也十分有益。

准爸爸饮食禁忌

长得又肥又大的茄子,有些是用催生激素催化而成,对精子的生长有害,最好不要多吃。有些茶叶中农药含量严重超标,所以准爸爸不宜饮茶过多。有些男性喜欢喝咖啡,但咖啡中的咖啡因。对男性生育能力有一定影响。如果咖啡饮用过多,对男性生育能力危害更大,所以尽量不要喝。

计划生育要提前戒酒

几乎全部"胎儿酒精症候群"和"胎儿酒精效应"儿童都有某种行为异常,或许表现得极为友好,见到陌生人时,没有紧张不安的反应,但是几乎交不到同龄朋友,或与其保持朋友关系;睡眠很不规律;行动大多表现得冲动而目的不明确;经常偷偷摸摸;一般不能对任何错误承担责任;几乎没有自我保护观念;即使遇到轻微挫折或麻烦,也常常表现出狂怒。父母不要认为,孩子长大后这些异常行为会逐渐减少,有时某些异常行为在婴儿期和儿童期可能并没有表现,但是当进入青少年期和成人期时,就会出现并可持续终生。

男性也要做产前检查

若想生一个健康的宝宝,男性健康也十分重要。产前检查中,男性主要检查精液和生殖系统疾病。部分孕妇习惯性流产、死胎都与男性精液品质不高有关。产前检查主要针对生殖系统,和与生育相关的免疫系统,及遗传病检查,通常要做血、尿、便的常规检查,胸部X光检查,肝功能(含两对半检查)、肾功能、梅毒、爱滋病检查等。除了要排除有遗传家族病史之外,还要排除各种传染病,特别是梅毒、爱滋病、肝病等。虽然这些疾病的病毒对精子的影响现在还不明确,但是这些病毒,可能透过先生传给妻子,再传给腹中的胎儿,使胎儿出现先天性缺陷。

远离有害工作环境

如果准爸爸是从事喷洒农药除草剂的工作人员,或远航归来的船员,至少在两个月内,避免让妻子怀孕。这是因为睾丸中的精子受损,并且受损精子,大约两个月才能从体内排除干净。

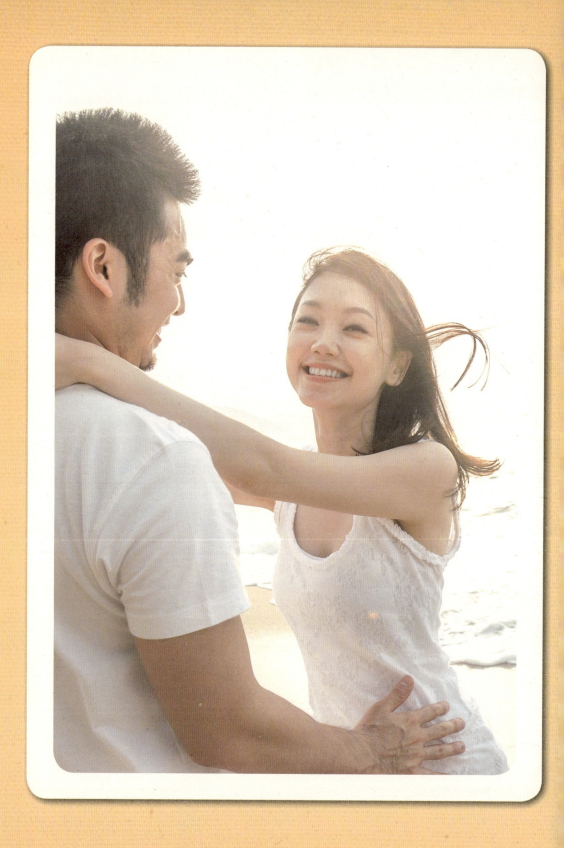

Part 2

迈出迎接小天使的第一步!
欣喜而又小心的孕初期

辛苦备孕了那么久,
终于,
小天使降临了!
这时的准爸妈是不是既惊喜又有些紧张呢?
别急,
这还只是一个小小的开始。
接下来,
快来看看孕初期需要做些什么吧!

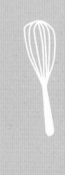
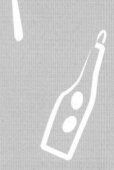
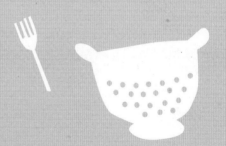

怀孕第一个月的准妈妈生活保健

怀孕第1周

怀孕初期是宝宝生长发育的关键阶段，生活作息和营养摄取都须多加注意。

给怀孕初期准妈妈的温馨叮咛

每个妈妈都希望自己的孩子聪明健康又可爱，而怀孕第1周的受精卵还未真正结合在一起，因此第一个月将是宝宝生长发育的关键时期，这时宝宝非常脆弱，准妈妈除了要注意膳食营养，遵循饮食原则、强调营养全面及合理搭配，增加摄取糖类、蛋白质、胺基酸及无机盐、维生素，呕吐严重的妈妈则应多食用蔬菜水果，并且要避免剧烈运动，戒除抽烟、饮酒、熬夜、喝浓咖啡等不良习惯，确保睡眠时间不少于八小时、早睡早起，多选用淋浴、不化浓妆，以避免对宝宝造成发育的不良影响，甚至引起早产、流产或胎死腹中等意外。

给陪伴角色准爸爸的温馨叮嘱

当准妈妈告知你就要当爸爸的消息时，心情肯定既紧张又激动，同时也会明白自己往后的责任加重了。在这段时期，准爸爸应经常表现体贴和关心，照顾好准妈妈的生活，除了陪伴准妈妈到医院准时产检，还应该在家务和饮食起居上经常给予协助，并且因为此时准妈妈荷尔蒙波动较大，准爸爸也应该经常注意准妈妈的思想和情绪，及时给予适当的开导或具体帮助，从实际事务处理及心理认识进行协助，除此之外，还应该保持良好的生活习惯，不要吸烟，避免造成二手烟的危害，服药时也要避免进行性行为，影响宝宝发育。

经济条件	供应状况
理想膳食	每日牛奶250～500g，鸡蛋2个，瘦肉150～200g，蔬菜250～500g，水果2份，谷类500g；豆制品、鱼类、肝脏等每周也可以增加食用次数约3次左右。
较佳膳食	每日牛奶250 g，鸡蛋1个，瘦肉或内脏类100 g，豆类或豆制品100 g，蔬菜500 g，谷类500 g，水果1份；鱼类、排骨汤、猪肝汤每周也可以增加食用1～2次。
一般膳食	每日鸡蛋1个，肉类平均每日50～100 g，豆类或豆制品100～150g，蔬菜500 g左右，谷类则一定要维持500 g的摄取量。

关于准妈妈
生活中看不见的危险

Point 怀孕初期应避免进行X光放射检查

- X光的波长短、能量较高,需要被严格控制使用,否则会因放射设备、时间、剂量、射线与外界环境、个体体质等差异,对人体产生不同程度的损伤。

- 偶尔拍一次X光(放射治疗除外)对身体健康并无大碍。

- 怀孕中的准妈妈因为胚胎或宝宝尚在发育成长,对放射线具有高度敏感性,因此即使是低于常人可以忍受的放射剂量,也可能会造成对母体和宝宝的损害。

Point 整个怀孕过程都应注意远离杂讯

- 有些怀孕初期的准妈妈可能出现恶心、呕吐等反应,有些人的反应特别剧烈,甚至影响进食、需要打点滴进行治疗,而接触强烈杂讯将会将妊娠剧吐的发生率提高。

- 有的准妈妈在怀孕后期会罹患"妊娠高血压症候群",主要表现是血压高、浮肿和蛋白尿,而杂讯也会提高妊娠高血压症候群的罹患率。

- 强烈杂讯同时也可能引起子宫收缩,影响胚胎的成形及宝宝的血液供应,进而影响宝宝神经系统发育。

- 准妈妈在做家事时应减少家用电器使用时间,使用电器时也应注意保持一定的距离,并且要避免长时间使用电脑。

了解准妈妈
可以多加摄取的食材

Point 适量多补充黑木耳

- 黑木耳营养丰富,具有滋补、益气、养血、健胃、强智等功效,是滋补大脑和强身的佳品。

- 红枣具有补脾胃、安神功效,加上黑木耳一同炖煮,能够养血并提振食欲,是准妈妈养胎的良好补养品。

- 但若准妈妈有凝血功能不全的问题,在食用前最好能先咨询专业医师的意见。

Point 也可适量食用花生

- 花生具有醒脾开胃、理气补血、润肺利水和健脑抗衰、利肾、理气通乳等功效,能够强化记忆、抗老化、滋润皮肤,对于准妈妈预防产后缺乳、促进宝宝骨骼发育有好处,还能够有效防治妊娠高血压综合症。

- 吃花生要保留红色外皮,其具有利血、止血功效,能够增强骨髓制造血小板的功能。

- 准妈妈最好多使用炖煮的方式来食用,不但不会破坏营养,并且不会有上火的情况,同时也容易消化。

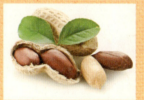

准妈妈最好不要以炸的方式食用花生,以免增加胆固醇。

注意孕初期的各式检验

怀孕初期的各式检验能够确知准妈妈及宝宝的状况，是需要被详细了解的。

验孕试纸的准确度有多高？

科技日新月异，目前的验孕试纸在妊娠的极早期，也能出现显示阳性的现象，但凡月经正常的女性，在月经日来潮日延迟约一周时使用验孕试纸，就能够有一定的可信度，对妊娠的早期发现很有帮助；但在使用试纸时，因市面贩售的验孕试纸均为一次性，因此一定要确保试纸是全新未开封，使用前为确保使用方法正确得当，也要仔细阅读使用说明书，并且注意不可重复使用，才能得到可靠的试验效果。而验孕确认后，还是应该到妇产科做更进一步的详细检查，才能得知妊娠状况是否正常。

验孕结果不一致？

当出现验孕结果不一致时，需要了解造成的原因能有多个方面：首要先考虑验孕时使用的方法是否正确无误，非医务人员或初次使用时，难免因手忙脚乱而充满干扰验孕结果的变动因素；其次则需看准妈妈是否正在服用绒毛激素药物，或是有施打绒毛激素药物的医疗行为，这些药物都会干扰验孕结果；而验孕使用品的成品可信赖度和品管也有相当的关系，品牌不同，灵敏度各异，自然也会提升出现不同结果的机率。

当出现验孕结果不一致的情况时，最好的选择还是尽速到妇产科，请医师进行超音波及HCG的详细检验，以便确诊。

第一次就诊检查项目	检测重点
验孕	使用验尿方式确认怀孕，必要时以验血方式确认绒毛性腺激素，并确认准妈妈血型。
身体基本健康检查	包括体重、身高、血压、尿糖、尿蛋白及超音波检查。
B型肝炎抗体测定	B型肝炎表面抗原阳性者为B型肝炎带原者，怀孕过程及生产都须特别注意。
梅毒血清试验	VDRL阳性者可能患有梅毒，须及早治疗，避免造成流产、死胎和畸形。
德国麻疹抗体	阴性者表示没有抵抗力，孕期间应避免感染。

应如何推算预产期?

一般来说,现行的预产期推算方式为最后一次月经的第1天开始算起。如果末次月经在1～3月份,预产月只要加上9便能得知;若末次月经在4月以后的月份,预产月就要将月份减去3,而预产日的计算则均为天数加7,就能进行预算。例如某位准妈妈的末次月经第一天来潮为2016年12月3日,则预产月可经由计算12-3=9,日期为3+7=10,可得知预产期是2017年9月10日。

忘记最后一次月经的推算法

假使准妈妈没有习惯纪录月经来的日期,也可以用下列方式推算:

1. 根据怀孕初期反应出现时间来推算。

一般来说早期的怀孕症状在月经迟到6周左右出现,预产期则是出现反应日再加上34周就可得出。

2. 根据胎动出现的日期推算。

将胎动日期加上20周即可。

3. 按照怀孕初期的超音波检查时,子宫扩张的大小来推算。

4. 按照超音波检查中,胚胎发育的大小状况来推算。

及早发现不孕症

1. 了解不孕症的定义

所谓的不孕症,是指未采取任何避孕措施的正常性行为一年以上,仍然没有受孕的现象。但必须知道的是,不孕症并非就等同于无法怀孕,只是不容易受孕,只要及早预防及治疗,就可以提升如愿生子的机率。

2. 第一时间应采取措施

夫妻双方都应该及时到医院做检查,如是否有内分泌失调、排卵异常、子宫内膜异位、子宫肌瘤的疾病,或者具有输精管道梗阻、免疫性不育、受精障碍、遗传缺陷等问题,以便确认不孕的原因,对症下药。

3. 创造受孕的有利环境

除了及时接受治疗,也要修正生活习惯,避免长期穿紧身裤,同时积极增强体质,保持愉快的心情。

怀孕第2周 确定准妈妈与宝宝的照护事项

怀孕后，生理及心理都会有所改变，只要确立照护方式也能愉快展开孕期。

注意怀孕初期的身体征兆及活动

怀孕时，许多准妈妈往往浑然不觉，可能出现类似感冒或经前症候群、胃痛等容易忽略的身体反应，若随便购买成药服用，不仅无法改善症状，还可能影响宝宝发育；因此只要月经迟来、疑似怀孕，都应及早验孕、多留意生活细节，有任何不适要看医生，不要勉强运动或远游，以免造成意外流产。

而准爸爸除了特别关心准妈妈，也要注意不要保护过当，担心遭受碰撞。事实上，活动过少会使得体质变弱而增加难产的机率，不利于宝宝生长发育，因此不能一昧地让准妈妈休息，适当做些缓和运动、适量补充营养素才能帮助生产。

如何选择适合的医院？

由于整个孕期需要熟知准妈妈及宝宝情况的医生进行长期照护，因此选择医院时，应当要慎重考虑以下几点：首先，最好选择有好口碑的医院，如专业性较强的妇幼医院，配置的妇科医疗器械齐全、产妇得到的饮食及护理照料也更全面。其次，如果怀孕时伴有异常或出现严重合并症，或者具有先天性疾病的妈妈，最好能够选择科室齐全、技术水准高的综合性医院，由于各科专业人员齐全，孕期及生产时的会诊、处理病情都比较方便。再次，考虑居住地位置，选择的医院最好离住所较近，才能顾全产检的便利性及生产时的急迫性。

重点补充营养	食用功效
叶酸	能够帮助宝宝脑神经发育，并防止早产及新生儿先天性心脏缺损，从计划怀孕到孕期结束都应摄取，可以从含量高的天然食物如芦笋、燕麦、青花菜、蛋黄、红萝卜、奇异果中摄取，或者孕吐情况严重的准妈妈也可以视情况以锭剂补充。
B族维生素	维生素B_6可减缓孕吐，维生素B_{12}则可与叶酸参与制造红血球，也是叶酸代谢不可或缺的物质，可从肝脏、全谷类、豆类、坚果类及蔬菜中均衡摄取。
维生素C	能够防止叶酸氧化、强化叶酸体内作用，可以从芭乐、凤梨、橙子、柠檬、柚子等水果中摄取。
蛋白质	除了是建构身体器官、肌肉主要的组成成分，还会影响胎盘发育及羊水生成、子宫增大，可以从鱼、肉、新鲜鸡蛋、奶、豆类中摄取。

关于准妈妈
食用鱼类的注意事项

Point 准妈妈多吃鱼的好处

- 鱼肉的优质蛋白质丰富,容易消化,并含有丰富的胺基酸及矿物质,都是宝宝神经系统发育的必要物质。

- 根据研究统计,准妈妈在孕前、孕期中每周都吃鱼的话,不仅能够降低早产及宝宝体重过轻的可能性,还能够降低未来宝宝罹患湿疹的机率。

- 鱼肉中所含的Omega-3不饱和脂肪酸能够帮助宝宝早期视力发展、减少过敏机率,并降低准妈妈罹患妊娠毒血症及产后忧郁症的机率。

Point 应注意禁食的鱼类

- 因为高度海洋污染的关系,鱼类不免的受到各式化学物质的影响,而不同种类的鱼,体内会聚积不同含量的汞,对人体有害,进入准妈妈体内则会破坏宝宝的中枢神经,影响大脑发育,导致将来学习能力缺陷,并出现智力发育迟缓等后遗症。

- 应避免食用鲨鱼、鲭鱼、旗鱼及方头鱼这四种含汞量非常高的鱼类,或者简单来说,就是要避免食用食物链底端的大型鱼类。

- 低汞的选项有鲑鱼、鳕鱼、金枪鱼、沙丁鱼,或者非鱼类的虾子和干贝,而若对海鲜过敏的准妈妈则可以考虑以锭剂补充。

了解准妈妈
可多摄取的主食及饮品

Point 主食中营养和保健价值最高的玉米

- 玉米中含有丰富维生素E,除了能帮助安胎,还可用来防治习惯性流产、胎儿发育不全等症。

- 所含的维生素B_1能增进准妈妈食欲,促进宝宝发育、提高神经系统功能。

- 并且含有丰富的粗纤维,能加速体内毒物的排出,具有妊娠便秘症状的准妈妈食用,可解缓病情。

Point 牛奶和豆浆是最易摄取的钙质补充

- 若母体摄取钙质不足,宝宝为满足生长所需的钙质就会从母体的骨骼及牙齿中夺取,因此容易使准妈妈血钙降低,发生小腿抽筋或手脚抽搐的情况。

- 牛奶中的钙最容易被准妈妈吸收,并且多种矿物质和胺基酸比例也十分理想,能够确保准妈妈的矿物质摄取。

- 喝牛奶一定要讲究卫生,最好选择超高温灭菌,及无菌包装技术生产的牛奶。

- 若是准妈妈有乳糖不耐症,也可以考虑以豆浆等豆类食品代替,对宝宝的形成及健脑也十分有益。

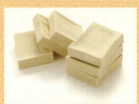

准妈妈可以适量摄取豆腐等豆类食品,但高龄产妇则应尽量少吃。

怀孕第3周 帮助准妈妈增强免疫力

由于怀孕时准妈妈容易感冒,却无法随意服用药物,因此应多注意免疫力的提升。

准妈妈的感冒预防及措施

由于孕期中状况特殊,准爸爸应多方协助准妈妈预防感冒,给准妈妈多吃富含维生素C的蔬果,如苹果、橘子、草莓、西红柿、奇异果等果蔬,能够有效预防感冒病毒侵入体内呼吸道,并且也要多陪准妈妈外出散步、呼吸新鲜空气,促进血液循环、维持强健的身体免疫力,以抵抗感冒病毒侵袭。

而一但准妈妈罹患感冒,也应该要注意及早控制病情,轻度感冒者要多喝温开水、注意休息及保暖;而若是稍不注意发展成重度感冒,则应该立即采取措施,要按照医生嘱咐,服用适合孕期内抗病毒的药物,避免持续恶化导致发高烧。

发烧对宝宝的伤害

尽管宝宝在发育时有子宫保护,但不是完全安全无虞,也经常受到来自外界的干扰;其中值得特别注意的是,准妈妈因感染感冒而产生的高烧,为导致先天性畸形的原因之一。

宝宝的神经细胞在妊娠早期发育旺盛,但也容易受到损伤,高烧程度越高,重复次数越多,对宝宝的脑细胞危害越大,而损伤后的脑细胞将由胶质细胞填充,会使得发育迟缓、损伤其他器官形成,畸形出现率也相对提高。

因此,准妈妈平时应注意预防发热性疾病,一旦体温升高,就应该立刻就诊,求解除高烧、治疗原发病,以保母婴平安。

适合此时期的胎教	实行方式及效果
哼唱胎教	宝宝在准妈妈腹中发育3周后,就对外界刺激有反应,关键的神经系统也在此时形成,而音乐对宝宝具有特殊作用,尤其是饱含母爱的妈妈哼唱声,对宝宝感情的激发有促进作用,也能为宝宝提供重要记忆,帮助生长发育、促进智力发展,获得感觉与感情的双重满足。
音乐胎教	怀孕初期出现严重早孕反应的准妈妈因情绪波动较大,则可以选择听一些轻快、优美的音乐,除了使心情放松,也能够达到安神、同时促进宝宝神经系统发育的作用。
环境胎教	由于此时精子已真正和卵子结合,形成受精卵,而为了确保宝宝的正常发育,一定要为准妈妈创建良好的生活环境,避免受放射性物质、噪音、有毒物质等不良刺激的影响。

了解准妈妈
进食时的注意规范事项

Point 准妈妈进食时不可狼吞虎咽

- 准妈妈的进食是为了充分吸收营养，满足宝宝和自己的营养需求。

- 慢慢咀嚼食物，可以使消化液的分泌增多，并且比食物刺激所分泌的持续时间更长，对人体摄取食物营养非常有利。

- 吃得过快、食物没有经过充分咀嚼，进入肠胃后，与消化液接触的面积会大为缩小，除了影响营养成分的吸收，还会加重胃部的消化负担，或损伤消化道黏膜、减少消化液分泌，容易罹患肠胃疾病。

Point 衡量饱饥程度及进食标准

- 有些准妈妈担心宝宝过重，或怕胖影响产后体态，于是进行节食，抑或是由于害喜严重，食不下咽，都将会使得营养物质摄取受限。

- 身体营养得不到及时供应，除了对宝宝生长发育不利之外，也会使得抵抗力及体力下降，容易罹患多种妊娠并发症和合并症。

- 而暴饮暴食则会造成肠胃功能紊乱、加重肠胃负担，同时造成宝宝供血不足，影响生长发育，或造成宝宝过大，导致难产机率增高。

- 准妈妈对饮食要有所节制，注重饮食种类的调剂与营养素的均衡摄取，会更有益自身和宝宝生长。

关于准妈妈
烹饪及进食诀窍

Point 恰当的烹饪手法利用

- 菜肴的烹饪可以根据准妈妈的口味进行变化，而以煮、蒸、炒、焖、炖的少油烹饪方法最合适。

- 也可以利用凉拌满足准妈妈口味清淡或解热的需求。

- 最好避免使用煎炸、火烤的高温烹饪方法，以免因食物加热的过程中温度过高，许多营养都因此而被破坏。

Point 科学食用水果好处多

- 水果中富含维生素，除了补足体内所需，更重要的是对于宝宝的大脑发育、细胞生长和分裂有促成的功效，是维持生命必不可少的物质。

- 水果的生吃方式可避免加热后维生素的严重流失，但也不能因而替代正餐或蔬菜，以免营养不均衡、诱发便秘。

- 水果的补充每日最多不可超过200g，并且应该尽量挑选含糖量低的水果，有节制地在饭后2小时或饭前1小时食用，食用完毕后也要再漱口。

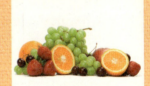

削水果时要注意卫生，必须洗净外皮，避免寄生虫虫卵的附着。

怀孕第4周 小心孕初期意外和刺激食品

胚胎在本周着床,能够在超音波上看见一个小点,让许多准爸妈非常兴奋。

如何确认怀孕的周数?

一但经过医生确定怀孕,就会确定怀孕周数,并在满4周、胚胎发展至肉眼可见时验证。习惯上,医学研究给怀孕周数下的定义,是以最后一次月经来潮的第一天开始计算,和预产期的计算起始相同,例如:某位准妈妈最后一次月经是1月1日,到2月5日经检查确定怀孕,共36天,就算做已怀孕5周零1天。但月经周数即等于怀孕周数的计算方式,只适用于平常月经规则来潮的人,对于月经不规则、时早时晚的女性而言,单以最后一次月经计算周数,误差可能很大,此时便需妇产科医生经由其他专业知识再另作推算。

了解并谨防子宫外孕

尽管宝宝在发育时有子宫保护,但不是完全安全无虞,也经常受到来自外界的干扰;其中值得特别注意的是,准妈妈因感染感冒而产生的高烧,为导致先天性畸形的原因之一。

宝宝的神经细胞在妊娠早期发育旺盛,但也容易受到损伤,高烧程度越高,重复次数越多,对宝宝的脑细胞危害越大,而损伤后的脑细胞将由胶质细胞填充,会使得发育迟缓、损伤其他器官形成,畸形出现率也相对提高。

因此,准妈妈平时应注意预防发热性疾病,一旦体温升高,就应该立刻就诊,求解除高烧、治疗原发病,以保母婴平安。

子宫外孕临床表现	具体情形
停经	多数患者有6~8周的停经史,约有20%~30%的患者无停经史。
腹痛	输卵管妊娠发生破裂或流产前,常表现为一侧下腹部隐隐作痛,或有酸胀感;发生破裂或流产时,患者突感下腹部撕裂般疼痛,并伴恶心、呕吐,随后疼痛扩散至全腹,并出现肛门坠胀及排便感。
阴道流血	常有不规则的阴道出血,量少于月经量,可能伴有蜕膜排出。
晕厥和休克	由于腹腔急性内出血及剧烈腹痛,轻者出现晕厥,重者出现失血性休克。

了解准妈妈
应适当避开的重点饮食

Point 准妈妈应少吃刺激性食物

- 虽然刺激性食物适当食用可促进食欲及血液循环,但准妈妈不宜摄取过量。
- 辛辣物质会随着血液循环进入宝宝体内,影响对宝宝营养的供给,造成不良影响,甚至增加分娩难度。
- 辛辣食物容易使肠胃腺体分泌减少,造成肠道干燥,可能引起消化功能紊乱,如消化不良、胃部不适。
- 由于怀孕就会影响准妈妈的消化功能和排便,过量食用辛辣除了加重肠道便秘情况,也更易引发痔疮。

Point 宜避开引用茶类和咖啡

- 咖啡和茶两者中都含有咖啡因这种中枢神经兴奋剂,排泄较快、对普通人没有太大影响,但怀孕后的准妈妈却需要两倍以上时间才能代谢完全,同时影响钙及铁的吸收利用,进而影响骨骼及造血功能。
- 虽然临床上尚未见到饮用含咖啡因饮料与造成人类畸形有直接关联的报导,但在药物动物实验中发现咖啡因能引起小动物畸形,并且有增加宝宝发展迟缓风险及早产机率的疑虑。
- 怀孕前期最好能有意识地适当减少茶或咖啡的饮用量,一天约以1～2杯为佳,或以开水或新鲜的果汁来代替。

关于准妈妈
生活应在乎的小小细节

Point 准爸爸须配合准妈妈注意的生活细节

- 为准妈妈创建安静舒适的生活环境,阻绝强烈的杂讯及电磁波干扰。
- 尽量确保室内光线明亮、柔和,并且定期协助维护干净和卫生。
- 准爸爸本身除了需要戒烟忌酒,慎防二手烟的危害,并且也要注意陪伴准妈妈度过情绪焦躁。
- 提醒准妈妈注意劳逸均衡,不宜过少或过量。

Point 准妈妈第一个月孕期的生活注意事项

- 停经确定怀孕后,要与选定的妇产科医生良好配合。
- 一旦确定怀孕并计画生育,因第1个月身体还不会特别有不适感,相较后期比较轻松,可以趁这个时机开始为今后的工作和生活作安排。
- 处在宝宝发育的重要时期,应该避免盲目使用药物的习惯,并减少到人潮拥挤的地方活动。
- 适当进行户外散步活动,稳定心情、尽量保持愉快的心境。
- 尽量使自己睡眠充足,除了缓解疲惫也能增强体质。

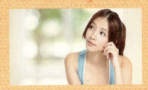

除了避免情绪起伏过大、放慢日常动作,还要尽量避开跪姿及蹲姿。

谨防孕初期的流产危机

让人担心的除了准妈妈因荷尔蒙而起的情绪起伏外,外来的刺激也不容忽视。

孕早期的性生活应多节制

除了对准妈妈来说,因怀孕时荷尔蒙分泌的不同容易造成情绪低落,以及明显的早孕反应影响,性欲及性反应在在都受到抑制,并且因为胚囊还正处于发育阶段,胎盘与子宫壁之间的连接不够紧密,而在怀孕初期时的子宫对外界刺激极为敏感,性交过程中难免受到的震动,以及其所造成的宫缩现象,都容易导致胎盘脱落,将大大提升流产危机的机率。

因此,为了孕育健康的宝宝,怀孕早期应尽量避免性生活或减少次数,并且不要过于激烈,要以极力减少对准妈妈及宝宝的刺激为主。

了解流产的各种因素

在胎盘尚不稳定的怀孕早期,胚胎对各种有害或不良因素十分敏感,例如某些药物、化学物质的侵害,及细菌、病毒的感染,或某些营养物质的缺乏等,都会致使胚胎发育产生缺陷,最终导致自然流产。

但有部分流产是属于无法防止的。此类自然流产是由于胚胎本身的不健全所导致,这些卵泡有60~70%属于染色体异常,或受精卵有缺陷,因此成长到某个程度即会萎缩,进而发生死胎、流产的现象。对于有这种现象的准妈妈也不要太难过,要了解这是自然淘汰和优生选择的方式,调养身体后再孕还是有机会拥有一个健康宝宝。

流产预防措施	具体实施细节
计划在适孕年龄生产	避免当高龄产妇或高龄产爸。
注意营养均衡	多补充维生素与矿物质。
养成良好的生活习惯	起居规律,并学会缓和情绪、缓解工作压力。
改善生活环境	避开污染源,调整居室环境、保持通风。
积极治疗内科合并疾病	等病情稳定或得到控制再考虑怀孕。
惯性流产应详尽检查	包括妇科超音波、血液特殊抗体监测、内分泌荷尔蒙测定以及夫妻双方血液染色体分析等。

准妈妈不宜过量摄取菠菜

大众多认为菠菜中含有丰富铁质,具有补血功能,因此经常被拿来当作孕期中预防贫血的优良蔬菜,但实质上来说,菠菜含铁量虽然丰富,也是补充叶酸的优良来源,但因含有大量草酸,容易影响对钙及锌的吸收。

而钙、锌是人体不可缺少的微量元素,一旦准妈妈体内钙、锌的含量减少,不仅影响自身健康、引起食欲下降,也会对宝宝的生长发育造成不良后果,因此怀孕初期的菠菜食用量还是适量为宜。

动物性食物补铁效果较佳

许多植物性植物中的含铁量不低,但是在补血的效果上却不佳,这是因为铁在其中的存在形式不利于人体消化吸收;再者,植物性食物中,还有一些不利铁消化吸收的物质,与之相比,动物性食物中的铁,在消化吸收的过程中干扰较少,相较之下补铁效果也较佳。

而素食准妈妈要补铁除了多摄取含铁量较高的蔬菜,也可以藉由饮用四物、当归饮品,或利用维生素C搭配饮食,就能加强铁质吸收。

准妈妈可考虑的自费检查

1. 脊髓性肌肉萎缩症筛检

检查时程:第一次产检时询问医生,抽血检验。

疾病介绍:即为俗称的渐冻人,是仅次于海洋性贫血的第二大遗传性疾病,会造成肌肉逐渐软弱无力、萎缩,带原机率约为2%～4%,如果父母双方均为带原,生下肌肉萎缩症宝宝的机率可达25%,并且发病后可能终身须仰赖轮椅行动。

2. 母血唐氏症筛检

检查时程:第一孕期时询问医生,抽血检验。

疾病介绍:唐氏宝宝通常有中度或重度智能障碍,并且有部分并发多重疾病,而虽然产下唐氏宝宝机率是随着年龄增加,但不代表年轻妈妈就毫无风险。筛检可分为二指标及四指标,准确率分别为50%和80%,后者若是搭配颈部透明带筛检,准确率则可达到90%。

怀孕第5周 迈入第二个月的生活及饮食保健

怀孕最初的惊喜逐渐被早孕反应的不适感取代，准妈妈应适度放宽心情。

给早孕反应中的准妈妈温馨叮咛

进入孕期的第二个月，准妈妈在这周的功课是要开始学习避免因焦虑、烦躁、易怒等不良情绪而影响自身及宝宝，经医学研究发现，经影响的新生儿也会更爱哭闹，因此学会自我调节情绪是必不可少的，准妈妈可以听些舒缓的音乐、适当散心或与好友聊天来改善心情。

同时也要注意维持饮食营养均衡、充足，并且因初期为宝宝大脑、神经、四肢等发育的重要时期，还要加强注意预防病毒感染，避免病原体经由呼吸道黏膜、口腔及破损的皮肤等进入血液，造成病毒血症，进而影响宝宝的正常发育，严重时将会导致畸型。

给须加倍体谅的准爸爸温馨叮嘱

当剧烈的早孕反应考验着准妈妈的身心，对准爸爸同时也是一个考验。当准妈妈出现恶心、呕吐及食欲不振等症状时，准爸爸应该给予适度的理解和关心，尽量陪伴并避免与准妈妈发生争执，一起散步、聊天，或者遐想未来一家三口的各种生活乐趣，激发准妈妈的好心情，对宝宝的发育也有所助益。

另外，准爸爸也应视情况主动承担部分家务，多照顾准妈妈的日常生活，展现体贴与关爱，也可在最容易出现恶心呕吐的清晨空腹状态，为准妈妈准备一些爱吃的饼干或零食，醒来后吃一些，对缓解孕吐症状相当有帮助。

缓解早孕症状方案	具体实施方式
方案一	尽量让准妈妈在口味上选取想吃的东西，或多准备酸性食品、变换就餐环境，都能够准妈妈激发食欲。同时也要注意多喝水、多吃富含维生素食物，才能防止因便秘而加重早孕反应。
方案二	准妈妈此时进食应以少量多餐为主，症状较剧烈的清晨时段可以多吃比较干的食物来减轻反应。严重时则要多吃蔬菜水果等碱性食物，慎防酸中毒。
方案三	膳食原则要以清淡易消化为主，避免吃过于油腻的食物。
方案四	一旦进食后呕吐，可深呼吸或到室外散步以减轻症状，视状况决定要不要继续再进食，而食物种类也要尽量多样化，必要时可适量加餐。
方案五	进餐时不要喝太多汤类、饮料或油腻、难以消化的食物，以免加剧恶心或呕吐的情况。

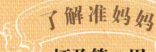

怀孕第5周的饮食守则

Point 提振食欲的进食对策

- 多食用粗粮等含糖量较高的食物，以提高血糖、降低酮体，可减轻轻度恶心和呕吐。

- 可依照避开食物链底端大型鱼类的守则来选择鱼种，多吃滋味鲜美且容易消化的鱼肉来补充营养。

- 若对热食无胃口，也可以选择搭配有属性温暖食物的凉拌小菜，如凉拌鸡丝小黄瓜。

- 除了少吃油腻和不易消化的食物，还可以在起床和临睡前，食用少量面包、饼干或其他点心，就可有效抑制恶心感。

Point 仔细注意蛋白质摄取量

- 蛋白质是孕期需求量较大的重要的营养素，除了作为能量供应外，还能提供人体不能自行合成的必需胺基酸，同时也是构成人体内脏、肌肉及脑部的基本养分，与宝宝的发育有极大关系。

- 蛋白质的摄取，应保持适量、适度的原则，切不可盲目多补、滥补。

- 在妊娠初期，每天需摄取85g蛋白质才能满足准妈妈及宝宝的需求。

- 若是摄取蛋白质过量，体内将产生大量的硫化氢等有害物质，容易引起腹胀、食欲减退、头晕、疲倦等症状，同时也容易导致胆固醇过高，加重肾脏过滤压力。

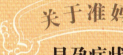

早孕症状中的保健小细节

Point 注意保暖是孕期的要点之一

- 出现腰、腿部神经痛或膀胱刺激症，特别是寒冷时节，就应该格外注意下半身保暖。

- 内裤应挑选高腰款式，能覆盖肚脐以下部分，加强保暖效果。

- 选用可随腹部增大并可自行调节的腹带，除了便于腹部保温，也可增加身体稳定性，并且能阻止子宫脱垂，保护胎位。

Point 睡眠品质不佳的改善

- 由于怀孕会促使黄体激素大量分泌，并且身体机能尚未适应新状态，因此准妈妈比较容易疲劳，变得没有精神。

- 对于身体的变化、分娩的疑惧等不安情绪，却也导致准妈妈经常失眠。

- 每天应至少睡足8小时，最好养成午睡1小时的习惯。

- 不喝含有咖啡因的饮品，保持室内通风，上床躺平后做几次腹式呼吸，平静心情，就能缓解失眠。

- 若是还无法入睡，也不必太过勉强，只要让身体休息即可，切忌自行服药。

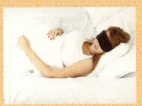

怀孕早期，准妈妈应尽量确保正常休息，才能维持健康。

了解孕吐及其防治办法

孕吐对许多准妈妈造成了不小的烦恼，但只要对症下药，就能有所改善。

正确认识孕吐的程度与原因

进入孕期第5周时，大部分准妈妈都会经历不同程度的恶心反胃或呕吐的症状，并且会挑食、偏食，就是"孕吐"，又被称作"害喜"；而孕吐轻者的症状大多在早晨的空腹时段特别明显，大多只会稍微感觉到不适；严重者则可能持续一整天都往洗手间跑，除了呕吐不止、吃不下食物，更甚者会连喝水也吐，引起消化液大量遗失、电解质平衡失调。

孕吐有时也受精神上影响，如不想要孩子却意外怀孕时，以及和准爸爸出现不和，或孕吐的很厉害却得不到家人谅解和照顾等情况下，出现精神压力也会加重症状。

严重孕吐需及时处置

让人难受的孕吐，形式及程度会随着准妈妈的个体差异而有所区别。轻度的孕吐反应，一般仅出现在怀孕初期，只要度过前期就会自然消失，对身体没有太大影响，也无须特殊治疗，只要情绪稳定、适当休息，注意饮食调节。

但精神过度紧张和神经系统功能不稳定的准妈妈症状较为剧烈，会造成全身困倦无力、消瘦、脱水、少尿，甚至酸中毒等危险重症，医学上称作"妊娠剧吐"，对准妈妈和宝宝的健康影响很大，除了应及时就医治疗，也应尽量使准妈妈保持乐观的精神状态，解除忧虑，将有助于顺利度过怀孕初期，避免孕吐加剧。

可缓解孕吐食物	功效
姜	姜具有和胃、止呕功效，能缓解孕吐，准妈妈不妨试试含姜糖，或在菜中加入姜片或姜丝一起食用，但若吃含姜食物后，食道感到刺痛，则应停止食用并尽快就医。
苏打饼干	感到饥饿时随时食用，能有效缓解因饥饿引发的恶心感。
苹果	含有多种维生素及矿物质，可缓解孕吐，对提振食欲也有不错的效果。
奇异果	含有丰富维生素C，不仅可以清热，还能止吐止泻。
橙子	含有维生素C及矿物质，可缓解恶心还能补充流失的钾。

以药物抑制孕吐须慎重

产生孕吐状况的时候，恰巧是容易流产的时刻，同时也是宝宝器官形成的重要时期，在这段期间里的胚胎对外界影响较为敏感，若是受到药物刺激、或是受到病原体的感染都会产生畸型。

因此，如果出现反复呕吐，而呕吐物中出现胆汁与咖啡色物质的情况，必定要及时就医治疗时，要注意一定要在医生的指示下，才能使用止吐剂或营养剂来治疗孕吐，并且同时也慎重配合医生的生活卫教指导为宜。

准爸爸应多鼓励准妈妈进食

在妊娠期间，准妈妈理应要确保摄取全面、合理的营养，如果在宝宝形成的关键时期缺乏营养，将会直接影响到宝宝的正常发育，尤其对大脑的影响最大，更甚者还可能引起流产、早产、死胎或畸形。

而大多数准妈妈都会有早孕症状，准爸爸应发挥耐心，鼓励准妈妈克服孕吐反应，尽量进食、少量多餐，多吃富含蛋白质、糖类、维生素又清淡容易消化的食物，如蛋类、蔬菜、水果、牛奶及豆浆等。

出现烧心感要怎么办？

1. 每餐不要进食过多
因孕激素增多，使得食道下段控制胃酸逆流的肌肉松弛，在弯腰、咳嗽或用力时更容易发生，应注意控制进食的食量，并且不要在太飢饿时才吃东西。

2. 不要一次喝入大量水分或饮料
特别是不要喝浓茶及含有咖啡因、巧克力的饮料，它们都可加重食道肌肉松弛。

3. 辛辣食物或过冷、过热的食物少吃为宜
此类食物会刺激食道黏膜，加重烧心感。

4. 出现烧心感时要垫高上身
睡眠时可以在头部床脚下垫高15～20公分，填高整个上身的角度，如此就可有效减少胃食道逆流。单纯垫高枕头的办法并不可取，因为它不可能使整个上身有效地抬高角度。

怀孕第6周 小心孕初期医疗行为

准妈妈开始增加不适，但求助医师进行医疗时，要比平时更加注意。

须谨慎使用的各种药品

有些药物在体内停留的时间较久，药效较强，在宝宝大脑、神经、器官发育的怀孕初期，会有一定的影响，如果不多考虑服用的药物，无形中就伤害了脆弱的宝宝。

很多药物都会对宝宝甚至准妈妈造成危害，如服用氯霉素，可能会引起严重的"灰婴综合症"；使用万古霉素可能将导致宝宝耳聋，以及肾脏发育受损；阿斯匹灵则会引起宝宝四肢畸形。当然，其余的药物或多或少也会对宝宝造成影响，虽然可能不是很明显，但准妈妈也千万不能因此擅自滥服药物，即使有服药必要，也应该先谨慎地咨询医生意见再作使用。

对中药材也不能掉以轻心

中医药学在孕期用药上，虽有丰富的累积经验，也有明确的用药原则：孕期使用中药草必须对症，补养用药也应平和适中。但准妈妈也不可因此轻信中药无毒的理论，服用成分复杂的中草药剂还是要多加谨慎为宜。

具体而言，妊娠期间，凡是具有滑利、祛瘀破血、耗气、散气等作用的中药，都应禁用或慎用，例如桃仁、红花、大黄、枳实、肉桂等，都可能导致胎儿畸形、流产或早产。

同时也不应滥用补养药，应该要透过中医师恰当的运用来调理脏腑、气血及冲任诸脉，才不会对宝宝造成损伤，真正得到安胎效果。

孕期禁打的预防针	实际作用
麻疹疫苗	因麻疹疫苗是减毒活疫苗，因此孕期应避免注射。如果从来没有得过麻疹的准妈妈在孕期中有不小心接触到麻疹患者，则应马上注射丙种球蛋白；但此种情况相当少见。
德国麻疹疫苗	德国麻疹疫苗也是减毒活疫苗，因此孕期禁用。未患过德国麻疹的准妈妈，若在孕初期接触德国麻疹病人，因病毒能直接透过胎盘传染给宝宝、致畸性高，最好能够终止妊娠，以免病毒引起宝宝畸形，甚至造成流产、死胎的状况。
水痘疫苗	是一种活菌疫苗，含有致畸胎性很高的病毒，虽然病毒威力已经减弱，理论上影响甚小，但还是需要注意。
腮腺炎疫苗	是利用组织培养出来的活性减毒疫苗，不建议准妈妈施打。
卡介苗	是由牛型分枝杆菌衍生所制成的活性疫苗，通常不建议准妈妈在怀孕时使用。

了解准妈妈
应注重的饮食小细节

Point 应开始注重摄取益智健脑食品

- 准妈妈在孕期间的饮食，应特别注意宝宝脑部的两次发育高峰期补给特殊营养：妊娠3、4个月内及妊娠7个月到足月。

- 大脑绝大部分组成成分是不饱和脂肪酸，主要来自于植物类食物，如玉米、荞麦面、芝麻、花生、核桃、黄豆及其制品等等。

- 核桃含有的脂肪主要是亚油酸甘油脂，为宝宝大脑和视觉功能发育的必需营养，并且还具有组成脑下垂体的锌和锰，可作为重点摄取食材。

Point 注意热量摄取也要充足

- 准妈妈在此时期因需供给宝宝新组织生成，热量消耗高于未妊娠时期，并且需求会随着孕期增长逐渐增加。

- 如果孕期热量供应不足，会导致准妈妈出现消瘦、精神不振、骨骼肌退化、脉搏缓慢、抵抗力减弱等现象。

- 准妈妈的热量摄取及血糖标准也会直接影响宝宝的生长发育，摄取量过少将使宝宝体重过低或缺氧，对脑部和神经系统发育产生不良影响。

- 妊娠初期的胚胎发育较缓慢，热量摄取只要比未孕时略有增加就可满足需求。

- 但孕中晚期最好根据体重增加情况来调整每日热量供给。

关于准妈妈
避免使用的日常药物及检查

Point 电脑断层检查应避免

- 电脑断层是将比普通X光强100倍的放射线穿透人体每个轴层组织，具有很高的密度分辨力，对人体的危害也大。

- 孕初期接触放射线，可能会引起宝宝脑积水、小脑畸形，或造血系统缺陷、颅骨缺损等严重后果。

- 如果准妈妈因病情必须要做，应该在腹部放置防X射线的装置。

Point 日常须避免使用的常见药物

- 抗生素类药物。可能抑制宝宝骨骼发育、损害听觉神经及肾功能，或导致骨骼发育异常及智力障碍。

- 镇静催眠类药物。可能导致宝宝肢体、脸部及脑部的发育异常，并带有智能障碍。

- 抗凝血药物。可能导致宝宝头部畸形，并可诱发出血性疾病。

- 泻药。使用后可能发生脱水现象，导致胎盘灌注不足，进而引起宝宝缺氧。

- 抗癌类药物。可导致无脑儿，或脑积水、唇裂、四肢及眼部畸形。

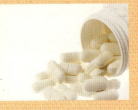

甲状腺素、抗甲状腺药物以及精神病药物，应在医师指示下使用。

怀孕第7周 做家务或上下班都要注意

准妈妈适度劳动虽然有益健康和分娩,但也要注意适可而止。

孕期从事家务的注意事项

孕期适度从事一些家务劳动是一种运动锻炼,但不要把所有事都揽下来,可以把爬高、举手搆物,或搬运、抬举重物以及推拉用力的劳动交给准爸爸或其他家人。同时也要注意,不要长时间俯身、蹲下或站立,以避免腹部长时间处于增压状态,影响血液循环;外出或购物时则尽可能步行,注意时间和路线的选择,避免在拥挤和交通尖峰时段采购。

并且洗衣时要使用天然质地的洗衣粉,不要长时间接触冷水、蹲位洗衣或用力过猛,可适当加入热水,采站姿快速清洗,以免导致流产;晒衣服时也要注意把晒衣高度降低一些。

上班及外出时不要再穿高跟鞋

准妈妈在孕期中会因体重增加、重心前移,站立或行走时将加重腰背肌肉与双脚负担,如果再穿高跟鞋,会使得身体重心不稳、容易摔跤;同时,准妈妈的双脚常有不同程度的浮肿,高跟鞋也不利下肢血液循环,因此准妈妈应将高跟鞋换下。

准妈妈上班或外出时最好换穿具有良好柔软性和弹性的软底布鞋或休闲鞋,除了穿着舒服、行走轻巧,能缓解腰背部肌肉紧张,并可减低摔倒等不安全因素发生。

此外,上班或外出时若想避免呕吐带来的不适感,可随身携带塑胶袋、饼干和小毛巾,若碰到急需就可以派上用场。

流产预防措施	具体内容
繁重的体力劳动工作	避免需要经常抬举重物、频繁上下楼梯,或者是必须长时间站立、精神高度紧张、无法适当休息,又或者是工作中会震动、冲击,有机率波及腹部的工作。
频繁外出的奔波工作	避免需频繁外出,或需要频繁乘坐交通工具的工作,才能降低孕吐加剧或流产的危险。
需接触刺激性物质或有毒化学物质的工作	包括铅、苯、甲苯、二甲苯、氯丁乙烯、汞及其化合物,以及砷、氰化物、氮氧化物、氯气、一氧化碳、二硫化碳、苯乙烯等化学物质。
夜班或者需轮班的工作	轮班或夜班导致作息紊乱不正常,准妈妈可能会工作过度疲劳,而导致早产或宝宝体重偏低。
需长时间处在高温环境的工作	准妈妈在孕中的高温耐受力降低,若长时间处在高温下,自然流产率及宝宝先天异常、脊椎损伤的机率会增加。

了解准妈妈
应着手重点补充的食材

Point 准妈妈应多食用野菜

- 野菜与栽培蔬菜相比较，蛋白质和矿物质达含量高，比起一般蔬菜更营养。

- 如红苋菜，每100克的叶酸含量高达200微克，远超过叶酸之冠的菠菜。

- 野菜污染少、味道佳，可以刺激食欲，并有效帮助准妈妈克服怀孕初期的厌食。

- 但应审慎选择，避开马齿苋、荠菜等有活血散瘀作用的野菜，以免引起子宫收缩，导致流产。

Point 适当补充含铁食物

- 铁是血红蛋白、肌红蛋白及多种氧化酶的组成成分，为造血原料之一。

- 在孕期中，准妈妈除了维持自身组织变化的需要，并且要为分娩失血及哺乳准备铁质外，同时还要供应宝宝提供生长及储存部分铁质的需求。

- 轻度缺铁性贫血是妊娠期常见的一种并发症，对分娩及妊娠影响不大，但重度贫血则会引起早产、低体重儿或死产。

- 容易吸收的含铁食物有肝脏、豆类、燕麦、牛肉、鸡肉、甜菜、马铃薯、樱桃、南瓜、葡萄干、沙丁鱼及虾等，同时搭配富含维生素C的食物食用可促进铁质吸收。

关于准妈妈
应避免的食材与食器

Point 久放的马铃薯不宜食用

- 马铃薯中含有生物碱，存放越久的马铃薯，生物碱含量越高，不论发芽与否，食用经长期存放的马铃薯都有可能会影响宝宝正常发育，导致宝宝畸形。

- 虽说差异是因人而异，并非每个人食用长期储存的马铃薯后都会出现异常，但准妈妈还是应该小心谨慎，不吃为妙。

Point 不要使用搪瓷杯喝热饮

- 搪瓷器皿表面的瓷，是由硅酸钠与金属盐组成，和搪瓷本身各自的含铅量都很高，还含有铋、镉和锑等有毒金属元素，对人体健康十分有害。

- 铅可能造成中枢神经系统损害、引起地中海型贫血、干扰免疫系统功能，导致慢性中毒，甚至死亡。

- 准妈妈若接触铅等有害物质，很容易造成畸胎，甚至死胎。因此准妈妈不应使用搪瓷器皿喝热饮料或其他酸性食物，以防各种有毒金属元素造成危害。

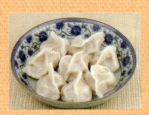

家庭常用的搪瓷器皿可能会给准妈带来意想不到的危害。

怀孕第8周 小心孕初期的腹痛及流血现象

此周开始准妈妈可能会因为子宫迅速成长、扩张，而出现腹痛，应谨慎看待。

小心辨别怀孕初期腹痛原因

怀孕初期是准妈妈常见的症状，但哪些属于正常生理反应，哪些又属于身体发出的病理性警告，准妈妈应谨慎分辨。

生理性腹痛是因胃酸分泌增多引起的胃痛，只要注意饮食以清淡易消化为主，不适的状态会随着怀孕初期结束而消失。

但出现下腹部疼痛，则应先联想是否为妊娠并发症。若是阵发性小腹痛，或规则腰痛、骨盆腔痛，伴随阴道出血或腹部下坠感，即可能是流产前兆，应减少活动、多卧床，如果疼痛加剧或持续出血，就要立即就医；如果是单侧下腹部剧痛，伴有阴道出血或昏厥，则可能是子宫外孕，也应立即就医，以免延误病情。

出现阴道出血现象不可大意

怀孕时期在孕酮的作用下，月经周期随之停止，因此怀孕后不应有阴道出血现象。但部分准妈妈在怀孕初期会出现少量阴道流血的现象，此时应仔细辨别造成原因。

生理性原因主要是由于胚胎侵入子宫壁时，发生子宫静脉窦渗漏血液引起的，或也有少数是因受精卵着床后，抑制月经来潮的作用不够完全而起。

病理性孕期阴道出血的主因是流产前兆、子宫颈糜烂或息肉、子宫外孕或葡萄胎，而由于在出血量、颜色、时间上很难辨别，应立即到医院进行检查。此外，频繁的性生活、过量摄取巧克力、辣椒等刺激性或热性食物，都会加重出血症状。

流产程度	临床症状及出血量
流产前兆	有轻微出血及下腹部疼痛症状，但子宫口仍为闭锁状态，只要确认宝宝存活，透过治疗，90%以上的妊娠都可以继续下去。
难免流产	流产前兆再继续恶化，此时胎盘已经剥离、子宫口扩张，伴有大量出血、下腹部剧烈疼痛。此种程度的流产已无法避免。
完全流产	子宫口已经打开，腹部发生阵痛，宝宝和附属物完全排出体外，此类流产经常发生在怀孕初期。
不完全流产	部分妊娠产物排出、部分残留在子宫内，此时子宫收缩不良，将引起大量出血，是最危急的情况，需要立即就医。
过期流产	完全没有任何症状出现，但此时宝宝早已死亡，却未排出子宫壁。往往只能在做超音波等与检测相关的检查时，才惊觉已经流产。

关于准妈妈
应注意的营养保健与胎教

Point 过与不及的维生素都对宝宝不利

- 重视保健的现代人因担心日常饮食提供的维生素不足，常以服用各种维生素锭来补充，但准妈妈对于此事必须谨慎看待，一旦服用过量就会影响宝宝的发育与健康。

- 维生素A服用过量可能会导致宝宝骨骼畸形、泌尿生殖系统缺陷及硬颚分裂。

- 长期大量服用维生素C，将会提高流产的风险。

- 过量的摄取维生素D会直接影响宝宝的大动脉及牙齿发育。

- 服用过量的维生素E将影响宝宝大脑发育。

Point 以适当胎教刺激宝宝的发育

- 可选择一些优美、轻快的乐曲，每天拨放1~2次，不仅能够安抚准妈妈情绪，还能给宝宝的听觉良好刺激。

- 准妈妈应保持稳定乐观的情绪，才能避免情绪透过神经或体液调节间接对宝宝的发育产生影响；同时准爸爸也应积极参与，多给予体贴和照护。

- 准妈妈可以经常联想美好事物、感觉美好意境，再将这样的情绪传递给宝宝，将对宝宝的性格和身体发育产生良好影响。

- 为准妈妈创造宁静、温度与湿度中等的舒适生活环境，并且物品设施都应按照准妈妈方便起居来摆设，对于安抚准妈妈情绪、预防流产及促进宝宝大脑发育极有助益。

了解准妈妈
主要营养调配与不宜饮食

Point 不宜过度摄取热性补品

- 中医认为桂圆有补气安神、养血益脾之效，但桂圆性质大热，阴虚内热体质及患有热性疾病者均不宜食用。

- 准妈妈怀孕后，即属阴血偏虚、内热体质，食用桂圆不仅不能保胎，反而极易出现出血、腹痛等流产前兆。

- 人参、鹿茸、鹿角胶、荔枝也均属此列，不宜多食用。

Point 此周要更注意合理营养

- 第2个月为宝宝器官形成的关键时期，若是营养不良，会致使宝宝发育不良、智力低下、发育迟缓或畸形，严重时将引起流产、早产或死产。

- 准妈妈应注意合理营养及严谨调配，以确保主要营养素的摄取，以高蛋白、少油腻、易消化为原则，而主食及动物脂肪则应避免过量，以免产生巨婴，引起分娩困难。

- 怀孕后，所需的牛磺酸要比平时来的多，准妈妈应避免采全素进食，以免影响自身与宝宝的视力。

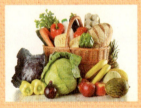

孕妇饮食应尽量采荤素搭配，均衡地摄取营养物质。

怀孕第9周 宝宝健康发育和存活的关键时期

此时尚未脱离流产危险期,准妈妈万不可懈怠、掉以轻心。

给负担日趋增重的准妈妈日常叮咛

此时还处在容易流产的时期,准妈妈在日常活动中应要特别小心,减少平时上下楼梯的次数,并且在上下楼梯时不要拿过多或过重物品,注意防滑、不要着急,以防止意外发生。

同时也要尽量避免长途旅行,虽说户外活动有助调节心情,但长途旅行的不确定因素过多,任何外界刺激都可能影响胎盘、引起流产,在就医方面也有许多不便,威胁着准妈妈和宝宝的安全。如果有长途旅行的必要,出发前应接受医生的评估,在外出期间也要避免接触不良因素和旅途劳累,注意饮食卫生,一旦出现不适,务必及时到附近的医院就诊。

给须准备高情商的准爸爸温馨叮嘱

由于目前还处在怀孕初期,准妈妈的身体经由一系列的急速变化,可能造成情绪有时会很不稳定,脾气变得有些暴躁,甚至容易莫名其妙的发脾气或觉得伤感;当准妈妈出现这些情况时,准爸爸还请多担待,要展现体谅、多陪伴准妈妈,主动担起为人夫、为人父的责任,注意准妈妈的情绪变化,帮助准妈妈适当地调节情绪,并尽量避免发生冲突。

要了解对准妈妈付出的关爱及细心照顾,除了能够增进夫妻间的感情,同时也能增强准妈妈对妊娠的信心,有利于宝宝身心的发育,并且也能增进准爸爸在孕期中的参与感。

超音波名称	检查内容及作用
超音波(2D)检查	妇产科诊所都配有的一般超音波检查,为黑白成像,能够清楚看到内部构造,广泛检查宝宝大部分的构造型态,如测量头围、体重、羊水量、辨别胎位和性别等,并判断有无先天异常。
高层次超音波	由专门医师以高层次超音波检查宝宝细部构造,以排除重大缺陷或畸形,一般在妊娠20至24周时检查,也是黑白成像,但较普通超音波更精细。
都卜勒超音波	能够看见血液流向,用以检查心脏血液、动脉是否发展健全。
立体(3D)超音波检查	是将多次扫描的平面影像以电脑组成3D立体影像,显现宝宝脸的样子和表情。
立体(4D)超音波	是呈现连续动态的影片,将音波多重反射,透过电脑将宝宝在准妈妈肚子里生长发育情形即时呈现出来,可用来观看宝宝出生前的外观,让准爸妈提前知道宝宝长相。

了解准妈妈
第9周的日常饮食守则

Point 日常饮食摄取要审慎计算和挑选

- 食用蛋白质含量丰富的食物,如瘦肉、鱼、虾、奶、蛋等,摄取量宜保持在每日80~100克。

- 确保充足碳水化合物摄取,包括五谷、马铃薯、玉米等杂粮。

- 摄取适量的脂肪,相较于动物性脂肪,植物性脂肪如菜籽油、橄榄油等更适合准妈妈食用。

- 补充维生素,应多吃新鲜蔬果,而非维生素多被破坏的干菜或腌菜。

- 适量增加矿物质摄取,尽量避开刺激性食物,并绝对禁止饮酒和吸烟。

Point 油炸食品不宜多吃

- 油炸食品色香味美、香脆可口,是不少民众心里的美食,但油炸食品经高温处理,其所含有的维生素和其他多种营养素,均因此受到很大程度的破坏,营养价值明显下降,再加上脂肪含量多,很难被消化吸收,并不适合准妈妈食用。

- 油炸食品因其本身带有的油腻气味,也会影响食欲,加重早孕反应;并且由于怀孕后体内荷尔蒙变化,消化功能下降,食用油炸食品也更容易导致便秘。

- 油炸食品大多使用经反复加热、煮沸的食用油炸制而成,会产生致癌物,经常食用,会对人体产生不小的危害。

关于准妈妈
特殊食材的小小解惑

Point 准妈妈适合吃阿胶吗?

- 阿胶有促进红血球和血红蛋白生成、改善钙平衡等作用,是补血和妇科用药。

- 若有流产征兆,以阿胶和其他药材搭配,有安胎作用;若有贫血,也可服用阿胶促进生血。

- 但因早孕反应胃口不好、对酒精过敏、脾胃虚弱、消化不良,或患有妊娠合并高血压症候群者不宜服用。

Point 动物肝脏摄取宜适量

- 动物肝脏中含有丰富的铁质外,还有丰富的维生素A,并且容易被人体消化吸收,准妈妈适当食用,对身体健康和宝宝发育大有好处。

- 但摄取营养并不是多多益善。准妈妈如果过量食用动物肝脏,必然导致维生素A摄取过多,将进而引起宝宝发育异常。

- 动物肝脏是动物体内最大的解毒器官和毒物周转站,如果长期食用过多,内含的某些未代谢有毒物质累积,会对准妈妈和宝宝产生不良影响。

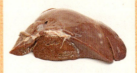

为了安全食用,动物肝脏在食用前应切小块在清水中浸泡,以便排除有毒物质。

了解绒毛穿刺与其他疾病预防

针对具遗传性疾病的高危险群，考量是否进行绒毛穿刺是怀孕早期的一个要点。

了解"绒毛穿刺"是什么

胎盘是由许多自胚胎细胞分化来的小绒毛组织构成，而绒毛穿刺便是在超音波仪器的引导下，利用长针从子宫颈口深入子宫，抽取一小块胎盘组织的小手术；如果胎盘位置较靠近子宫前壁，也可以从腹部穿刺，穿过子宫肌肉到达胎盘抽取组织。一次抽取出40毫克左右的组织，放在培养液中做观察，形状就像绒毛。

而抽取绒毛细胞做染色体及基因的检查，可作为怀孕第一期的遗传诊断，得知宝宝是否有染色体异常，或是其他遗传性疾病，同时也可得知宝宝性别，提供与性别有关的遗传疾病作参考。

"绒毛穿刺"具备的优点

绒毛穿刺最大的优点，除了因为绒毛容易取得、可以在怀孕初期提供快速的诊断染色体异常和单一基因疾病，做完检查能尽快知道结果，在10周左右就能够进行检查，12周时就可以得知结果，是产前诊断的一种好方法，帮助医生及早了解宝宝是否正常。

一般而言，人工流产手术最好在14周以内进行，而倘若宝宝有重大的遗传性疾病或其他异常，能够在短时间内被诊断出来，就能便于对某些疾病在出生前投药治疗，或及时进行更简单、安全的方法来终止妊娠，使准妈妈的身体负担和危险性即可减到最低，合乎优生保健的目的。

绒毛采样	羊膜穿刺
属侵入性检查	属侵入性检查
怀孕10周~13周	怀孕10周~13周
可能会造成些微出血	可能会造成些微出血
约有0.5~1%的流产率	约有0.5~1%的流产率
一支粗针内另有细针，在绒毛上用搔刮方式使绒毛分离来取样	一支粗针内另有细针，在绒毛上用搔刮方式使绒毛分离来取样
准确率高达99%	准确率高达99%
直接采取绒毛组织上的细胞来做检验	直接采取绒毛组织上的细胞来做检验
可做染色体分析、基因晶片分析、单一基因检验	可做染色体分析、基因晶片分析、单一基因检验

关于"绒毛穿刺"的危险性

因为绒毛穿刺检查必须抽取一块绒毛组织，检查的怀孕周数也较早，因此具有一定的风险。

大部分的报告显示，其引起的流产机率略高于一般同周数胎儿的自然流产率，并且若是小于10周进行此项采样检查，会增加宝宝肢体异常的风险，有可能会造成宝宝肢体残疾。因此，妇产科医学会建议，必须在怀孕10周后，由医生做过评估后，在表示同意的前提下再进行取样，并禁止纯粹为检验宝宝性别而做。

怀孕后罹患乙肝怎么办？

在怀孕早期发现感染乙肝，虽然对于准妈妈及宝宝均有影响，具有加重妊娠反应、增加早产及并发症机率的风险，但在一般情况下，大多数学者都主张可以继续妊娠，不必做人工流产，只需要注意多休息、配合医生积极治疗，愈后结果多为良好；只有少数病情严重的患者，若继续妊娠将会加重肝脏负担，使病情恶化，就会先采取短期支持疗法，然后再使用人工流产终止中止妊娠，并应该及早施行。

准妈妈应保养皮肤、预防斑点

1. 内分泌激素改变、新陈代谢旺盛，皮肤变得敏感

皮脂腺和汗腺分泌会亢进，应注意清洁卫生，早晚各用洗面乳洗脸一次，再擦上护肤霜，促进新陈代谢、预防皮肤病。

2. 注意防晒

怀孕后脸部容易出现各种妊娠斑，而阳光中的紫外线会使色素沉淀的部位颜色变深，外出最好擦防晒油或带上阳伞。

3. 养成良好的饮食习惯

远离酱油、咖啡等含深色素的食品，多吃富含维生素C的食物帮助抗氧化，如柑橘、西红柿、青椒、奇异果等。

4. 不化浓妆

化妆品中的化学成分不仅刺激皮肤、影响宝宝发育，也会加重黄褐斑。

5. 生活习惯应维持规律

确保充足的睡眠，维持内分泌平衡，既有利宝宝生长也能保养皮肤细嫩。

定期产检的重要性

怀孕第 10 周

此时是宝宝五官形成的重要时期,准妈妈应开始按医生要求注重定期产检。

注意定期进行产前检查时间

准妈妈的身体在孕期中会发生一系列变化,并可能出现各种并发症,如先兆早产、妊娠高血压症候群、前置胎盘、胎位不正等;只有通过定期连续检查,才能随时了解宝宝在子宫内的生长发育情形和准妈妈的身体状况,以便尽早发现异常,及时治疗与纠正。因此必定要按照医生的要求,定期配合进行产前检查。

在一般情况下,怀孕12周内检查1次,往后每4周检查1次;怀孕28周后,增为每2周检查一次;至怀孕36周后则为每周检查1次,直至住院待产。若为高危险妊娠,则应根据医生的建议,相对增加检查次数。

了解骨盆大小对分娩的影响

分娩时,宝宝透过的产道部位有子宫颈、阴道、外阴部及骨盆。前三者是由肌肉层组成的柔软成分,有相对的伸缩性;而骨盆是硬骨头,常称为"硬产道",是产道很重要的一部分,虽然没有伸缩性,但分娩的快慢、顺利,都与骨盆的形状和大小、径线有着密切的关系,能够预测在分娩时,足月宝宝能否顺利通过。

因此在分娩前,对骨盆进行详细检查是很重要的。一般在第1次产前检查时,医生就会测量骨盆的各径线,在纪录卡上记录以便查考;准妈妈或准爸爸也可以定期帮忙测量,做好纪录,待检查时供医生参考。

骨盆分类	骨盆入口型态
女式	面横径较前后径略长,呈现圆形或或横卵圆形,最常见,即所谓正常型骨盆,较有利于生产。
男式	两侧壁内聚,耻骨弓小,坐骨棘突出,呈现心脏形或楔形,有棱有角,形成漏斗型骨盆,常有中骨盆平面狭窄或骨盆出口平面狭窄的问题,较不利于宝宝头部旋转和下降,需要剖腹产的不在少数。
类人猿式	呈现长前后卵形,前后较宽,左右较窄,骨盆深,侧壁直立又稍微内聚,坐骨棘间径较短,有利于生产,宝宝头部下降至盆底就可转为直后位生出。
扁平式	呈现横卵圆形,但前后径很短,左右较宽,骨盆较浅,侧壁直立,坐骨棘间径较大,较不利于阴道式生产,但只要宝宝头部通过入口面,就有很大机会顺利进行分娩。

关于准妈妈
进食情况与宝宝息息相关

Point 准妈妈饮食状况将影响宝宝未来寿命

- 英国科学家发表的研究显示,采合理膳食结构的白老鼠所生出来的后代,更长寿也更健康。

- 另有研究显示,体重偏低的新生儿容易在成人后罹患高血压和心脏病。也证实准妈妈如果在孕期中没有提供良好的营养供应,会影响宝宝在妊娠期间的发育状况,也将间接影响其出生后的寿命及健康。

- 根据实验推算,妊娠期间不同的营养供应,为影响宝宝寿命只到50岁或更长远的最大因素。

Point 可开始注重适量摄取DHA

- DHA属于不饱和脂肪酸的一种,是大脑中枢神经和视网膜发育不可缺少的营养物质,也是脑细胞的主要成分,对脑细胞的分裂、增殖、神经传导和发育有极为重要的作用。

- 胎儿期是人体积聚DHA等大脑营养最迅速的时期,同时也是大脑和视力发展最快的时期,准妈妈可透过脐带供给宝宝吸收DHA,满足宝宝发育需求。

- 若宝宝在母体中获得的DHA等营养不足,将引发生长发育受限、皮肤异常鳞屑等症,大脑发育可能会被延缓或受阻,降低智力发育水准,并有可能造成宝宝视力发育不良。

了解准妈妈
电器辐射与NT检查的影响

Point 电视或电脑的辐射会影响宝宝健康?

- 根据研究,看电视的辐射照射比晒太阳来的低,只要保持正常距离,电视辐射并不会影响宝宝健康。

- 近来另一项统计也发现,使用电脑不会增加流产机率,不过准妈妈也不宜长时间进行电脑操作,以免妨碍宝宝生长发育,还可能发生血栓形成。

- 电脑前作业,时间以半小时为宜,适当休息、轻便活动也十分重要。

Point 高龄准妈妈可参考NT检查数值

- NT即为胎儿颈部透明带,是指宝宝颈部后方皮下积水的空隙,在超音波扫描时会呈现透明带状,再测量介于皮肤和组织间的最大空隙厚度,以确认宝宝是否具备染色体或构造异常等疑虑。

- NT最适合的检查周数为怀孕第11周~第13周之间。

- 值得注意的是,NT测量值是透过超音波检查、抽血报告、孕妇年龄套入特定程式得出宝宝染色体异常机率,分做高或低危险群,是无法取代羊膜穿刺的。

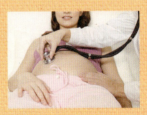

若NT相对较厚,则有较高机率表示宝宝有异状,须接受进一步检测。

怀孕第11周 上班族准妈妈的生活保健

因在家中养胎与在外面临的环境不同，有许多细节需要准妈妈特别当心注意。

准妈妈边怀孕边工作的好处

现代社会压力较大，怀孕仍工作已是大部分女性的选择，虽然需要面临的心理压力较大，但同时也可以带来一些好处。

首先，忙于公事能够转移注意力，减少准妈妈独自闷在家中所产生的烦闷和忧虑，并有一派说法能够一定程度地减缓早孕反应。

其次，保持适宜的运动量，除了能够增加顺产机率，也能让准妈妈更乐观。

再者，脱离工作的时间越短，对高压恐惧的发生机率越小，越能防范与社会脱节。因此，准妈妈应该视身体情形，工作到预产期前3到10天，并在生产1个月后应尽快恢复对业界资讯的关注，才能减少恐慌心理。

坚持吃早餐的好习惯

入睡到起床是一天中禁食最长的时间，如果没有早餐供应营养、补足血糖，会造成精神萎靡，反应迟钝、注意力不集中，工作能力也随之降低。

尤其是体质比常人弱的准妈妈，若不吃早餐很容易引起低血糖，造成头晕。为了自身和宝宝的健康成长，应持续吃包括面包、鸡蛋或肉类、果汁和牛奶的早餐，并且要适当吃新鲜水果，以确保维生素和其他营养的需要。

而准妈妈住处如果和公司相距路程在步行30分钟内，早餐后还可选择步行上班，不仅能呼吸到新鲜空气，还能预防静脉曲张和痔疮的发生，并且有利于顺利分娩。

准妈妈上班需注意事项	具体实行内容
尽早让公司知道自己怀孕	有些怀孕的准妈妈，为了不想给公司增加麻烦，采取隐瞒事实的做法，直到再也隐瞒不住为止才公布，但这样做往往容易造成伤害。其实，及早让公司主管或同事知道自己怀孕的消息，不但在工作上更容易得到体贴、理解和帮助，公司方面也能尽早为产假等事项做后续安排。
事先查阅妊娠及育儿制度	每家公司对怀孕生活和育儿期间的福利和规定，以及处理方式各有不同，准妈妈应事先向负责的部门或公会询问清楚相关细节，尤其是产假时数、确保薪资、弹性上下班、产后育儿假、定期检查及孕吐的特别休假等。
工作内容需依身体状况提出调节	如果准妈妈的工作内容是必须站立作业或劳动、压力的负荷较大等，属于工作环境方面的相关问题，应和上级主管及家人一同商量，以做出适合的调整。

了解准妈妈
此阶段应少吃和多吃的食材

Point 准妈妈应避免食用罐头食品

♥ 罐头食品美味方便，储存期长，是许多家庭的常备品。但工厂在生产时，为了维持卖相及口味，经常必须添加为数众多的化学物质及防腐剂，制作肉类罐头时还会额外添加硝酸盐和亚硝酸盐，以促使肉质呈现亮红。

♥ 准妈妈若食用过多罐头食品，除了对自身健康不利，宝宝也会因对化学物质的反应及解毒机制尚未形成，极易受到各种有害因素的损害，对发育造成不良影响。

♥ 而罐头中为了延长保存期加入的防腐剂，虽然均经过检验对人体无毒害，少量并短期食用是相对安全的，但经常食用，则可能对肝、肾造成损害，也可能引起胚胎畸形。

Point 多吃粗粮有利健康

♥ 人体中含有碳、磷、钙等11种多量元素，还有铁、锰、铜、锌、碘等14种微量元素，虽然在体内比重极小，却是必不可少的。

♥ 准妈妈常吃白米、白面等细粮，体内容易缺乏微量元素，而粗粮由于加工简单，保存有许多细粮已被磨去的营养成分，同时富含B族维生素，除了补充营养还能为准妈妈缓解便秘带来的困扰。

♥ 粗粮包括玉米、紫米、燕麦、荞麦，及豆类中的黄豆、青豆、红豆、绿豆等。

♥ 孕期间，准妈妈食用粗粮和细粮的比例最好约1:4，也就是每周主食有3~4餐是粗粮就可以了。

注意准妈妈
皮肤用品相关小细节

Point 怀孕后的皮肤护理要注意

♥ 怀孕时因激素产生变化，使得原本是中性或干性肤质的准妈妈容易出现干燥、脱皮的现象，导致脸色黯淡、毛孔堵塞长痘痘。

♥ 出现这样的状况时，首先要保持脸部清洁，少用强碱清洁品，也不要频繁更换保养品。

♥ 同时注意充分休息，多吃新鲜蔬果，一般在怀孕5个月后，痘痘的情况就会有所好转。

Point 孕期中应注意禁用的化妆品

♥ 化妆品对准妈妈和宝宝的健康是有影响的，最好不用或选用化妆品。

♥ 染发剂化学药剂成分含量高，对人体是有毒性的，可能会引起皮肤癌、乳腺癌，或提升致畸胎的可能性。

♥ 虽然冷烫液毒性不如染发剂强，还是会造成发质损伤，并影响宝宝的正常发育，少接触为妙。

♥ 口红是由油脂、蜡质、颜料和香料等成分组成，可能会吸附空气中有害的重金属微量元素，并随着唾液侵入体内，使得宝宝受到损害。

怀孕第12周 怀孕三月末的情绪及生活保健

即将进入能够和宝宝互动的孕中期，心情调适和生活细节越发不能懈怠。

准妈妈的快乐促成宝宝的健康

愉快的心情以及融洽的感情互动，是准妈妈达到优生优育的重要因素。处在家庭气氛和谐、心情良好的情况下，受精卵就能够安然舒适地在子宫内发育成长，将来诞下的宝宝不仅能够更健康、聪慧，对宝宝的情绪及个性养成也有一定的关联性。

因此，为了宝宝的身心健康发展，准妈妈虽然因荷尔蒙的关系容易情绪起伏，却也应尽量心胸豁达，努力维持平静的心情和乐观稳定的情绪，避免精神紧张，切记不可过度兴奋或悲伤，所有的家庭成员也都应齐力为准妈妈创建一个平静、舒适、愉快的妊娠环境，进而达到优生优育的目的。

准妈妈保持良好精神状态的小诀窍

准妈妈想保持精神放松、愉快，首先，除了凡事多从宝宝的生长发育去考虑外，也应练习不计较生活或工作中的不愉快，不过份猜疑宝宝疾病或性别。

其次，周围亲近的家人也要多给予体贴和宽慰，使准妈妈能够感觉家庭的温暖和睦，避免间接在精神上增添心理负担；特别是准爸爸要注意准妈妈的精神情绪，随时加以劝慰和开导。

再次，为了调节准妈妈的精神情绪，音乐的旋律与节奏、音色、曲式能给予很大帮助；特别是舒缓轻柔类型的音乐，更能给准妈妈一个放松的意境享受，对准妈妈本身和宝宝都是极有好处的。

胎教类型	胎教方案
呼唤胎教	宝宝此时已具备了分辨各种声音的能力，准爸妈对宝宝进行呼唤能建立宝宝的记忆反应，促成与宝宝间最初的沟通方式。
音乐胎教	曲调优美、韵律柔和、轻快的音乐具有镇静的作用，并能使人感到愉快。因此准妈妈听优美的音乐不仅能缓解不良情绪，对宝宝听觉的发育也有促进作用。
情绪胎教	准妈妈的情绪会透过神经系统影响内分泌，并进而透过胎盘的血液循环影响宝宝的情感、性格及心理发育，因此准妈妈应尽量保持情绪稳定。
联想胎教	此时是宝宝迅速生长发育的关键时期，准妈妈遐想一些美好的事物不仅能陶冶性情，还能对宝宝进行美感的薰陶。
抚摸胎教	经常抚摸肚皮不仅能促进准妈妈的血液循环，并且能透过反复抚摸的触觉刺激，加强宝宝感受器与大脑的连结，促进智力发育。

注重准妈妈
此阶段的不宜食材

Point 避免因嘴馋而食用油条、巧克力和山楂

♥ 制作油条时,每500克制作油条的面粉中会加入15克带有铝的明矾。而铝可透过胎盘进入宝宝大脑,影响大脑发育生成,进而增加智障儿发生率。

♥ 准妈妈食用过多巧克力,容易因血糖迅速提升产生饱腹感,致使必需的营养素缺乏,应浅尝为宜。

♥ 许多准妈妈因早孕反应而喜欢吃酸的东西,能消食的酸甜山楂便成了首选,但山楂对子宫具有兴奋作用,会造成收缩,可能导致流产,还是少吃为妙。

Point 莫因贪图方便而经常食用速食面

♥ 速食面主打方便迅速,因香味浓郁、储存方便,拥有不少的爱好者。但其主要成份是糖类、少量味精、盐分等调味料,营养成分非常匮乏,无法齐全具备人体所需的六大营养素,并且也含有许多为储存及方便取用而添加的化学合成物质。

♥ 准妈妈所需的营养要比常人更多,经常食用满足不了人体所需养分的速食面,容易造成母体营养不良,进而引起宝宝体重不足。

♥ 此外,其含有的味精若是摄取过量,也会消耗大量的锌,使得准妈妈容易情绪不稳、免疫力降低,并导致宝宝锌不足,将有发育迟缓的疑虑。

了解准妈妈
外出注意事项及相关保健

Point 避免配戴隐形眼镜

♥ 准妈妈的角膜含水量比常人高,透气性差,如果为美观或方便而戴隐形眼镜,容易因缺氧导致角膜水肿,对眼睛造成危害。

♥ 角膜的曲度也会随怀孕周期及体质改变而改变,如果勉强配戴原先的隐形眼镜,容易因不适而造成眼球新生血管增长,甚至导致角膜上皮剥落。

Point 准妈妈开车要小心谨慎

♥ 只要准妈妈身体状况正常,是可以开车的,但要注意不要远距离和长时间开车,避免驾驶疲劳。

♥ 因长时间固定在驾驶座上会使得骨盆腔和子宫血液循环不良,有发生静脉血栓的危险,应该注意一段时间后就要停下休息、走动或变换姿势。

♥ 另外要注意准妈妈的安全带系法,不是按一般程序系于胸部和腹部,而是将后腰部固定在座椅上,肩带在乳房间,腹带置于耻骨上部位,才能坐的舒适又安全。

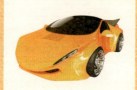

准妈妈开车要谨守时速不超过60公里、避免紧急刹车的原则。

准妈妈的衣着和洗澡诀窍

为了适应身体的急速变化，准妈妈的穿着及清洁习惯也需要有所改变。

当个漂亮干净的准妈妈

准妈妈怀孕后，全身各个系统都会发生不同程度的生理变化，身体的汗腺与皮脂腺分泌活动都会变得旺盛，因此，准妈妈应更加重视清洁卫生。

而准妈妈孕后的外阴发生会明显变化，皮肤变得更加柔弱，同时白带量也大为增多，因此准妈妈需要在洗澡程序中，经常进行外阴局部清洁。但要注意只要使用清水，不要使用热水烫洗，也不要使用碱性肥皂水洗，避免对外阴造成刺激。

此外，还要特别注意外衣及内衣的清洗后是否确实曝晒灭菌，才能避免因细菌感染而造成阴部或乳腺炎症，对自己和宝宝的健康都造成不良影响。

准妈妈不宜进行盆浴和坐浴

在孕期间，因为阴道上皮细胞的脱落速度大于增生速度，进而使阴道内酸性环境的酸度降低，导致防御外来致病菌的能力减弱；如果经常进行盆浴和坐浴，有害致病菌就容易会随着浴液进入阴道，提升了细菌感染的危机，容易引发宫颈炎、附件炎，甚至发生宫内或外阴感染而引发早产。

而淋浴的方式因可防止污水进入阴道，避免产前感染，比起盆浴和坐浴更适合准妈妈。再者，准妈妈身体负担较重，进出澡盆、浴缸都有所不便，也容易失足滑倒，使腹肚受到撞击，无形中提升了损害宝宝健康的机率，更甚者将造成流产的严重后果。

流产类别	处理方法
先兆性流产	卧床休息或到医院接受治疗，可能会让准妈妈注射对宝宝影响小的镇静药，或口服叶酸和维生素以促进宝宝发育。如果接受治疗后确认宝宝存活，可以考虑继续妊娠。
难免流产	此时应停止保胎措施，并密切注意阴道排泄物，以确保完全流产。如果出现不完全流产的情况，则须至医院接受治疗。
完全流产	通常不需要特殊处理，但流产后的女性应注意休息。
不完全流产	准妈妈应立即到医院接受诊治，尽快清除子宫腔内的残留物。
过期流产	应尽快到医院接受治疗，以尽快排空子宫。
习惯性流产	受孕前，夫妻双方都应到医院做全面检查，孕期避免有害因素的影响，并适当补充营养物。

准妈妈的衣着要宽松

怀孕后，由于准妈妈在型体方面会发生明显变化，所需氧气也会增多，如果再穿原来的衣服，特别是较为紧身的款式，会影响呼吸和血液循环，限制宝宝在腹中的活动。

一般来说，准妈妈应该要多穿透气良好、吸汗力强或方便穿脱的衣服；在色彩方面也应以明亮、有精神为主。而在款式上，准妈妈可以多依自己的喜好挑选，如不束腰的连衣裙，或下摆宽大的短衣服，裤子的腰部则要注意不要太过紧贴。

孕期中的内衣穿着有学问

在准妈妈孕期间，由于内分泌的变化，皮肤会变得特别敏感，因此应该选择密度较高的棉质内衣，以防止皮肤产生不适；并且要注意，胸罩的选择宁大勿小，才能有利于淋巴液正常流通。

另外，准妈妈也不宜太长时间戴胸罩，应该以白天戴、晚间松解的形式为主，避免胸罩压迫胸部。并且胸罩应该坚持手洗，而不要将放在洗衣机中与其他衣物混洗，除了能维持胸罩型态避免变形外，还能避免沾染细菌。

多食用蔬果也要注重农药洗净

1. 去皮法

能去皮的蔬菜尽量去皮，能够彻底去除农药，避免农药残留在蔬菜上。

2. 清水浸泡

不能去皮的蔬菜，可以将蔬菜浸泡在清水中约20分钟，待农药溶解后再以流动清水冲洗蔬菜，即可有效去除农药。

3. 热水浸泡

和冷水相比，热水溶解农药的作用更迅速有效，只要准备适量约80度的热水，浸泡蔬菜2分钟后再彻底清洗干净即可，但嫩叶蔬菜因热水会造成营养流失，并不合适。

4. 洗米水再利用

洗米水中的生物碱可以有效地溶解农药，只要浸泡蔬菜10分钟，再以清水清洗，也能去除残留农药。

5. 浸泡小苏打水

依蔬菜多寡调和小苏打水，浸泡10分钟后再仔细清洗即可。

食谱推荐: 菠菜蛤蜊粥

材料

白饭 1 碗
蛤蜊肉 70 克
菠菜 160 克
葱、姜末、蒜末各适量
米酒、香油、盐各少许

做法

1. 菠菜挑拣清洗后,切小段;蛤蜊肉洗净后,沥干;葱洗净,切成葱花。
2. 热锅中放入香油,小火爆香姜末、蒜末,放入蛤蜊肉、米酒拌炒。
3. 加入白饭、适量的水,煮成白粥后,放入菠菜,并加盐调味,煮熟后淋上香油、撒上葱花即可。

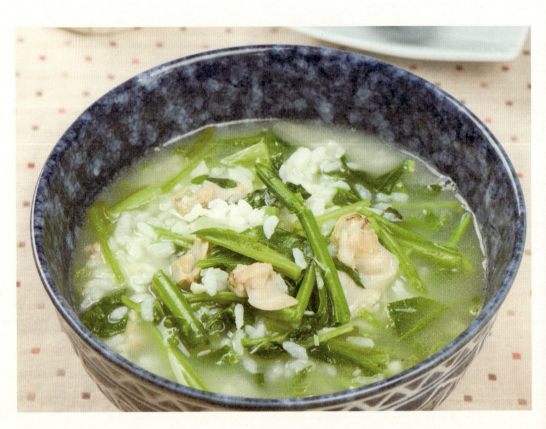

食谱推荐 清蒸丝瓜蛤蜊

材料

蛤蜊 250 克
丝瓜 1/2 条
蒜末 1 小匙
辣椒 1 支
奶油 15 克
米酒 2 小匙
姜丝、葱段各适量

做法

1. 蛤蜊泡在水中吐沙后洗净；丝瓜洗净去皮，切滚刀片；辣椒洗净去籽，切丝泡水；葱段洗净，切丝泡水；取一半姜丝泡水，备用。

2. 内锅中依序放入丝瓜、蛤蜊、奶油、蒜末、另一半的姜丝和米酒。

3. 将内锅放到电锅中，外锅倒入 1 杯水，按下开关，蒸至开关跳起。

4. 打开锅盖，将蒸好的丝瓜蛤蜊盛盘，撒上泡水的姜丝、葱丝、辣椒丝即完成。

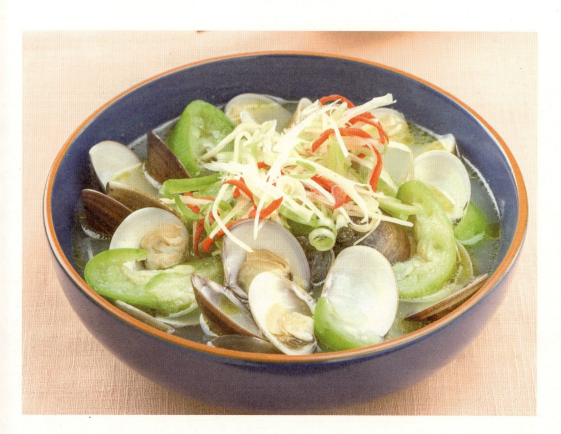

食谱推荐 莲藕炖牛腩

材料

牛腩 150 克
莲藕适量
胡萝卜适量
黄豆适量
盐适量

做法

1. 牛腩洗净,切大块,并切掉肥油;莲藕与胡萝卜去皮洗净,切块;黄豆放清水,泡发。
2. 烧一锅滚水,加少许盐,放入牛腩汆烫去血水,捞起备用。
3. 将所有材料放入锅内,加入适量清水,大火煮沸后,转小火慢煲 3 小时至牛腩软烂,出锅前加盐调味即可。

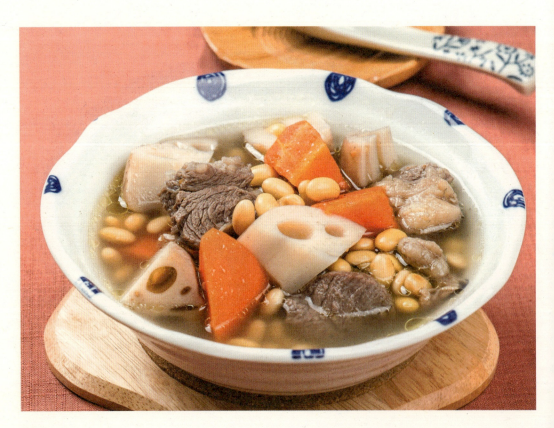

食谱推荐 板栗煨白菜

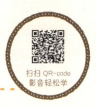
扫扫 QR-code 影音轻松学

材料

白菜 400 克
板栗肉 80 克
高汤 180 毫升
盐 2 克
鸡粉少许

做法

1. 将洗净的白菜切开，再改切瓣，备用。
2. 锅中注水烧热，倒入高汤、板栗肉，拌匀，用大火略煮。
3. 待汤汁沸腾，放入切好的白菜，加盐、鸡粉，拌匀调味。
4. 盖上盖，用大火烧开后转小火焖约 15 分钟，至食材熟透。
5. 揭盖，撇去浮沫，关火后盛出煮好的菜肴，装入盘中即可。

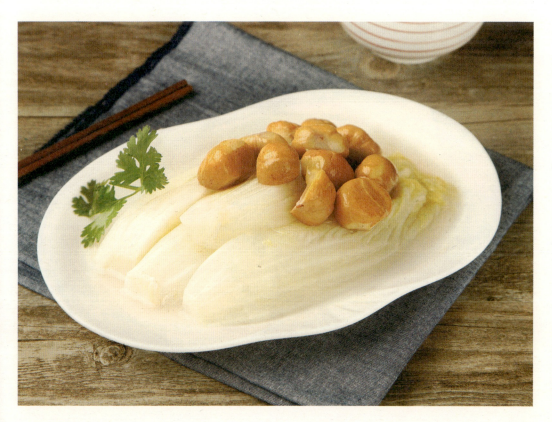

食谱推荐 蘑菇藕片

材料

白玉菇 100 克
莲藕 90 克
彩椒 80 克
姜片、蒜末、葱段各少许
盐 3 克
鸡粉 2 克
料酒、生抽、白醋、水淀粉、食用油各适量

做法

1. 洗净的白玉菇切段,洗好的彩椒切块,洗净去皮的莲藕切片。
2. 锅中注水烧开,加食用油、盐、白玉菇、彩椒,煮至断生。
3. 把焯过水的白玉菇和彩椒捞出,沥干水分,装盘待用。
4. 沸水锅中放入白醋、藕片,拌匀,煮至断生,捞出。
5. 用油起锅,放入姜片、蒜末、葱段,爆香。
6. 倒入白玉菇、彩椒、莲藕,淋入料酒,炒香。
7. 放入生抽,加入盐、鸡粉、水淀粉,炒匀,盛出即可。

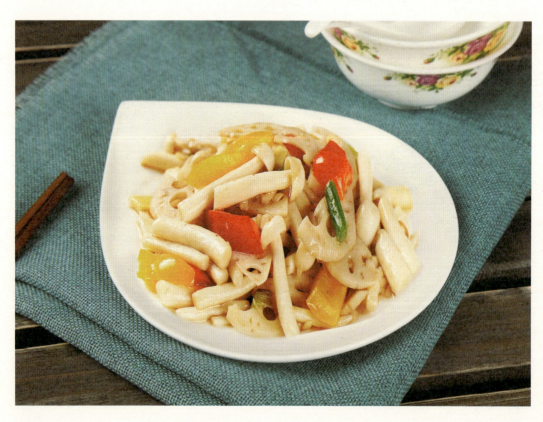

食谱推荐 木瓜鱼片

扫扫 QR-code
影音轻松学

材料

草鱼肉 120 克
黄瓜 50 克
木瓜 150 克
黑木耳、莴笋各 30 克
葱段、姜片各少许
生抽、料酒各 4 毫升
盐 3 克
鸡粉 4 克
胡椒粉 2 克
水淀粉 3 毫升
食用油适量

做法

1. 洗净的黄瓜切片，木瓜切成连刀片，莴笋切片，木耳切块。
2. 草鱼肉切片，装碗，加盐、鸡粉、胡椒粉、料酒、水淀粉，拌匀。
3. 备好盘子，将黄瓜片围着盘子边缘竖着摆一圈。
4. 锅中注水烧开，倒入黑木耳、莴笋、木瓜，焯片刻，捞出。
5. 热锅注油烧热，爆香葱段、姜片，倒入鱼片，翻炒片刻。
6. 放入焯好的食材，淋入生抽、水，翻炒匀，加盐、鸡粉，调味，将菜肴盛出，装入装饰好黄瓜片的盘中即可。

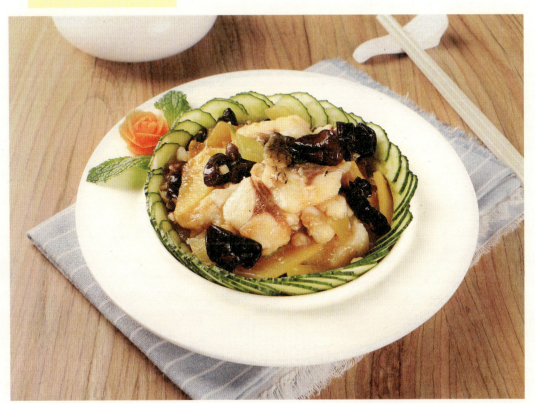

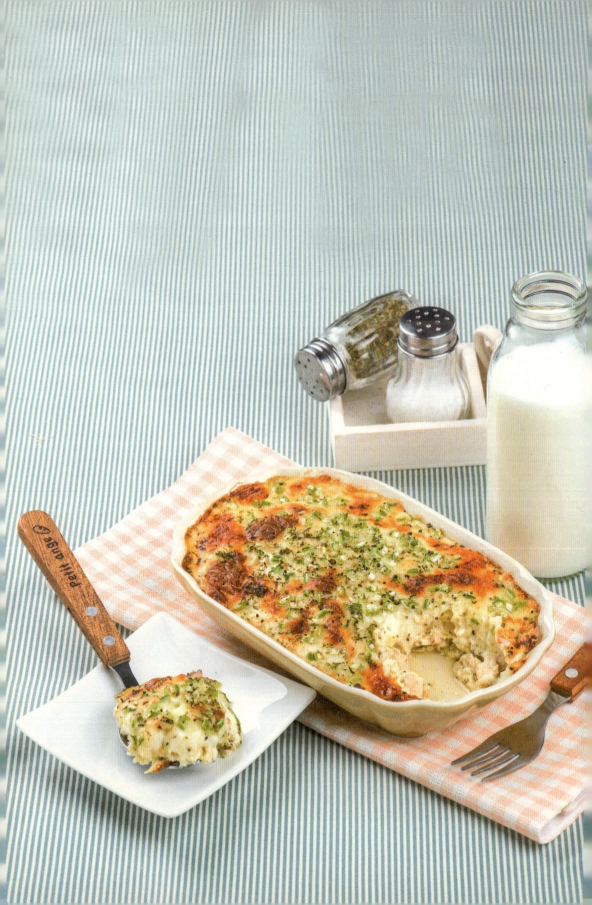

食谱推荐

鸡蛋奶汁烤菜

材料

蛋 4 颗
鸡胸肉 80 克
洋葱 1/4 颗
奶油 80 克
牛奶 2 大匙
西洋芹、起司丝各适量
盐少许

做法

1. 先制作白酱备用,并将烤箱预热至 200 度。
2. 鸡胸肉切丁,加盐腌渍;洋葱和西洋芹切丁;蛋打散,加入牛奶、盐搅拌均匀。
3. 平底锅加入奶油,用中火加热等奶油融化后放入鸡肉丁和洋葱丁拌炒。
4. 炒到 8 分熟时,倒入蛋液,迅速将火关掉,将食材盛入抹了奶油的耐热器皿,再加上西洋芹菜丁和做好的白酱,最后撒上起司丝,放进预热好的烤箱烤 10 ~ 12 分钟,至表面微焦即完成。

贴心小提醒

白酱的做法首先要准备奶油 30g、面粉 2 大匙、牛奶 250ml。将奶油、面粉放入平底锅中以小火拌炒,炒到呈现淡淡咖啡色。维持小火,并加入牛奶拌匀,搅拌至呈浓稠状且没有颗粒即完成。

要特别注意白酱会越煮越浓稠,小心别煮过头了,只要煮到用汤匙舀起时会缓缓滴落的程度即可。

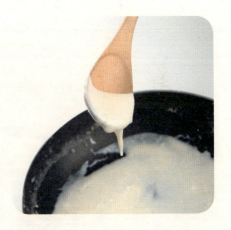

营养功效

洋葱的维生素及多酚含量高,并且抗氧化、抗发炎,如果患有气喘,也可以食用洋葱帮助减轻症状。还能帮助提高肠胃道的张力,增加消化液分泌,促进人体对铁吸收,但一次不宜过量食用。

食谱推荐 木耳炒肉丝

材料

瘦肉 150 克
黑木耳 50 克
青椒 25 克
绿豆芽 150 克
姜适量
酱油、盐各少许

做法

1. 黑木耳洗净，切丝；瘦肉洗净，切丝；青椒洗净，去籽，切丝；绿豆芽摘去根，洗净；姜去皮，切丝。
2. 猪肉丝用酱油拌匀，腌渍 5 分钟入味。
3. 热油锅，放入肉丝翻炒至 8 分熟，盛碗备用。
4. 原锅中加少许油烧热，加入黑木耳、青椒丝和绿豆芽拌炒熟后，再加盐、姜丝翻炒，接着倒入肉丝拌炒均匀即可。

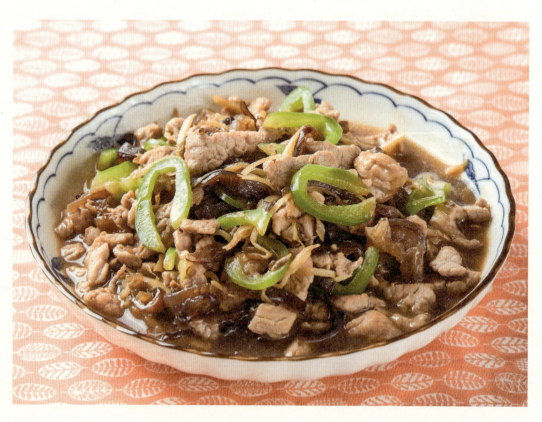

食谱推荐: 铁板豆腐

材料

鸡蛋豆腐 1 盒
荷兰豆 60 克
木耳 40 克
胡萝卜 40 克
葱段、蒜末、香菜各适量
香油、蚝油、米酒、糖各少许

做法

1. 豆腐切长条状；荷兰豆洗净，去蒂头和粗丝；木耳洗净，切小片；红萝卜洗净，去皮，切片。
2. 烧一锅滚水，加少许盐，汆烫木耳、胡萝卜、荷兰豆，捞出沥干备用。
3. 起油锅，煎豆腐至两面金黄，推到锅边，放入葱段、蒜末爆香，再加入蚝油、糖和汆烫过的食材，翻炒均匀，加少许的水煨煮，最后加入米酒、香油拌炒均匀，起锅后撒入香菜即可。

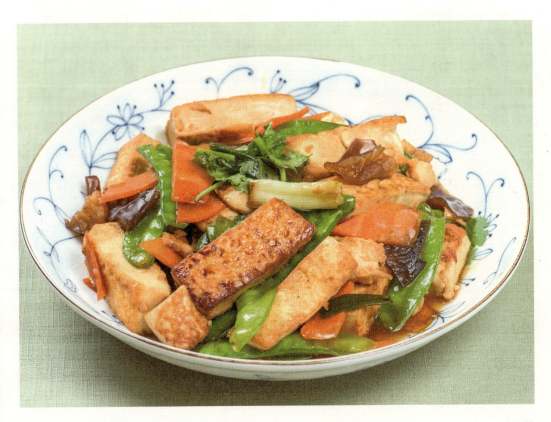

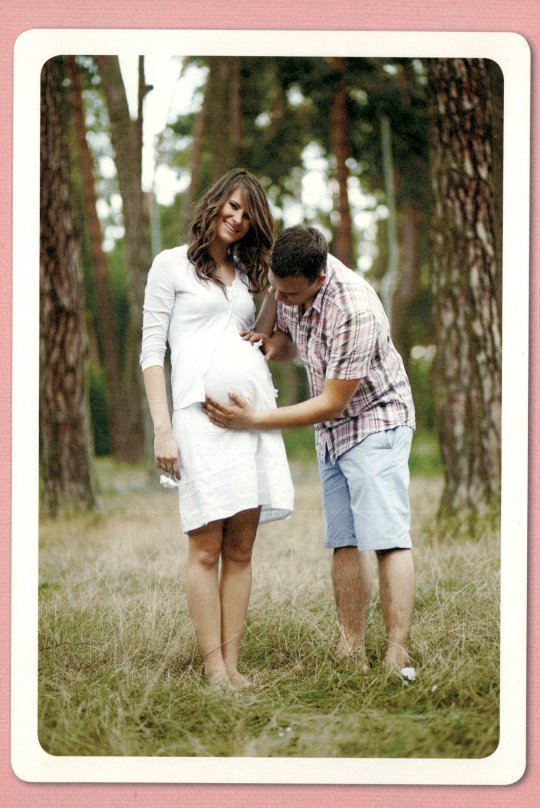

Part 3

享受与宝贝互动的幸福!
相对舒适的孕中期

到了孕中期,
孕妈妈基本告别了早期的孕吐反应,
胃口大开,
胎宝宝的生长发育也进入一个较快的阶段,
尤其是骨骼和大脑的发育,
此期间可以享受到胎动的甜蜜,
和宝贝的幸福互动,
让你找到了孕期最初的感动。

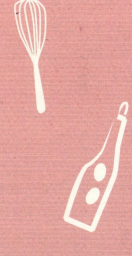
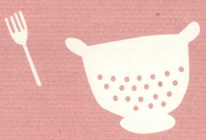

怀孕第13周 准妈妈应注意的细节与胎教

迈入相对舒适的孕中期，准妈妈需要注意的事项也能随之调整的轻松一些。

给适应带着宝宝到处走动的准妈妈温馨叮咛

进入此周，准妈妈的身体相对而言舒适许多，逐渐减轻的早孕反应使得食欲和精神都大为提振，对仍选择坚持工作的准妈妈感觉轻松不少，但还是要以确保不会受到不良影响为前提，万不可因为生理情况改善就掉以轻心。

而还有一种准妈妈几乎放弃所有外出活动，则要注意做适当运动，对饮食的质和量也要更为注重，为正在快速发育的宝宝补充大量且完善的营养物质，才能保证母体和宝宝的健康。

给可稍为安心的准爸爸小叮嘱

在这个早孕反应逐渐减退的阶段，准妈妈心情和胃口随之大幅向上提升，而宝宝此时也正在快速地生长发育，准爸爸除了安抚准妈妈的情绪外，还可以多花一些时间在准妈妈的日常饮食上，保证准妈妈的饮食美味又营养均衡。

而因少了早孕反应，同时流产的可能性降低，性欲也会有所增加，如果夫妻间要有性生活也不能大意，切忌不能太频繁或动作激烈，并选择适宜的性交姿式、避免挤压到准妈妈的腹部，以免发生意外。

适合为宝宝添加新的胎教元素

除了准妈妈要尽量到空气清新、噪音少、温度适宜的环境活动，并且要保持心情平静、以免影响宝宝性格发育的情绪胎教，以及播放乐曲和宝宝一同欣赏、想像美好事物的音乐胎教外，对于此时的宝宝也能添加一些新的胎教技巧，如使用手电筒的弱光照射准妈妈的肚皮，接着连续开关手电筒电源数次，制造一闪一灭的效果，每次持续5分钟，就可以让宝宝感受到光的变化，进而刺激宝宝脑部发育，有利于宝宝的视觉健康发展。

健康小叮咛

准妈妈应采取左侧卧睡姿

准妈妈的睡觉姿势将直接影响宝宝和母体的健康：

①仰卧时，增大的子宫会压迫下腔静脉，引起下肢和外阴水肿、静脉曲张等。

②右侧卧会使得子宫向右旋转，长期下来会导致宝宝供血不足、缺氧，不利于宝宝的生长发育，甚至造成胎死腹中。

③左侧卧姿可减轻子宫对腹部主动脉和下腔静脉以及输尿管的压迫，改善血液循环，并确保宝宝充足的供血和供氧量。

冬季要做好保暖

准妈妈想在孕期中安然过冬,要做好保暖措施,及时添加衣服,防止受凉感冒,也要避免去人群集中的公共场所,以免遭受感染。同时,以发现有高血压或有高危险的准妈妈要特别注意配合医生的指导,控制及预防血压在正常范围,确保宝宝安全。

阳光温暖时,也可以到户外走动晒晒太阳,除了增进体内热能,还可以增加抵抗力、帮助体内钙质吸收,对准妈妈及宝宝都有积极的保健作用。

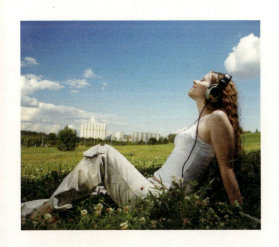

度过炙热夏季孕期的诀窍

一般说来,整个足月妊娠通常需要花上九个多月,将近一年的怀孕期使大部分准妈妈不可避免地要经历夏季妊娠。而为了满足怀孕期间宝宝和准妈妈自身的需求,准妈妈的基础代谢率从这个阶段开始将逐渐提高、新陈代谢加快,体温也较平常人增加约0.5℃,使得准妈妈在夏季的炎热环境中容易感觉炎热、多汗,更显得难熬。

因此,准妈妈想舒适度过夏季高温,首先要注意的就是防暑及降温。要重视室内通风,吹冷气时不要将冷气温度调得过低,搭配电扇使用时也不要贪凉直吹身体;同时应避免在中午气温过高时外出,也要尽量多喝开水,少喝含糖冷饮,才能真正避免中暑。

炎热的气温也会大幅影响食欲,准妈妈可按照自己的口味,尽量将饮食调整的营养又清凉,并多吃新鲜蔬果;而且要勤洗澡、勤换衣,保持身体清洁,也能帮助维持情绪平稳。

健康小叮咛

吹电扇或冷气不宜过久

准妈妈在夏季需要借助电扇或冷气来纳凉,是在所难免的,但如果长时间处在电扇、冷气低温吹送的状况下,则容易出现头晕、头痛、疲乏无力、饮食下降等不适,因此应注意拿捏时间。多汗时,因皮肤毛孔疏松、汗腺大开,也要注意不要马上吹电扇或冷气,一旦吹风容易引起伤风感冒,甚至发高烧,将对宝宝和自身健康造成危害。

准妈妈的营养及皮肤保健

此时的宝宝生长发育迅速,需要大量养分,准妈妈的饮食应注意略作调整。

营养不良与营养过剩的害处

因宝宝正快速发育,需要大量营养,此时准妈妈日常饮食除注意均衡,也应适量提高营养素摄取量,否则将造成营养不良,导致贫血、抵抗力低落,容易发生早产,并使宝宝死亡率增高、影响智力发育。但过度的营养补充则容易造成宝宝胎心异常,并增加宫内呼吸窘迫症机率,也给分娩带来负担,容易出现产程延长、出血过多等情况。

因此,仔细评估适量营养摄取是孕期中很重要的一环。

容易被忽视的营养素

由于生活水准提高和对孕期营养的重视,饮食中的蛋白质、糖类和脂肪摄取通常是充足的;但有些维生素和矿物质需要量较平时明显增加,若被忽视而不增加摄取量,则很可能影响宝宝的生长发育。

在整个孕程中,宝宝所需的铁质、钙质和叶酸都是透过准妈妈供给,并随着妊娠进行,需求也会成倍增长,有时单靠食补难以达成,往往需要透过锭剂补给,但却经常被忽视在孕期中的重要作用,因而导致准妈妈们缺铁性贫血情况普遍的现象。

要注意重点补充铁和钙

由于准妈妈的血容量增加,容易导致缺铁性贫血,钙质也因供给宝宝摄取而大量缺失,容易引起腿部抽筋,甚至造成骨质疏松或新生儿颅骨软化、囟门闭合延迟,均对母体及宝宝产生不良影响,因此,铁和钙尤其要被重视补充,并且也应多摄取维生素C含量丰富的蔬果,藉此促进对铁质和钙质的吸收。

此外,准妈妈也应在家自行测量体重并做详细记录,有助于分析是否营养不良,或应控制饮食,以避免影响宝宝健康和产程。

健康小叮咛

准妈妈洗桑拿注意事项

只要准妈妈的妊娠状况正常,洗桑拿是完全可以的。

① 桑拿的温度较高,会使子宫的温度上升,但这种高温还不至于影响到宝宝的正常发育,只要准妈妈身体健康,洗桑拿是可以负荷的。

② 由于大量排汗、体内循环加快,心脏负担加重,脑部容易出现供血不足,致使准妈妈容易发生昏厥现象,最好携伴前去,并多注意身体状况,切勿逞强。

准妈妈洗澡时间要拿捏

洗澡时，浴室内因通风不良、空气混浊，湿度大，使得空气含氧量降低，再加上热水的刺激，使得人体内血管扩张，进入大脑和胎盘的血液相对减少、脑的供氧量也减少，容易造成准妈妈昏厥，并造成宝宝缺氧；而如果缺氧时间过长，就会影响宝宝神经系统的生长发育。

因此准妈妈洗澡时间不宜超过15分钟，或以自身不出现头昏、胸闷状况为宜。

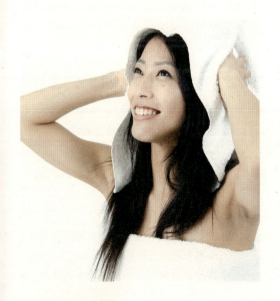

注意预防妊娠纹

由于孕期体内激素改变，准妈妈皮肤弹力纤维的弹性减弱，并且随着妊娠月份的增加，准妈妈的腹部和乳房逐渐增大，以至于这些部位的弹力纤维断裂、皮下血管外露，就形成了让准妈妈们闻之色变的妊娠纹。

妊娠纹盛行率极高，虽然没有生理功能上的损失，但还是对部分妈妈造成心理上的负担。其好发部位在准妈妈们变化最大的乳房和腹部，其次是臀部和大腿；虽然分娩后妊娠纹的颜色会淡化，但除非准妈妈采取治疗，不然不会消失。

因此，最好的预防方法就是从孕期就开始护理，经常使用橄榄油或精油对特点部位做按摩，提供皮肤足够的水分，减缓皮肤的紧绷感，并经常用温水沐浴来增加弹力纤维的弹性，同时还要注意营养均衡。

如果已经出现妊娠纹，准妈妈可以考虑使用修复液，并勤于按摩，就可以使细纹不再增加，妊娠纹范围也不会再扩大。

健康小叮咛

预防妊娠纹的小妙方

想预防妊娠纹，要尽力避免摄取过多甜食及油炸食品，重视防晒及皮肤的清洁和护理，摄取对皮肤胶原蛋白有利的食品，以增加皮肤弹性；并且要养成正确的喝水习惯，多食用富含维生素C的食物，适当选用刺激小的保养品，以增加皮肤的新陈代谢功能。最后则是要注意避免体重增加过多、适度运动以帮助皮肤弹性恢复。

准妈妈的生活护理及饮食原则

怀孕第14周

此时的准妈妈容易出现皮肤瘙痒的状况，尤其是乳房，应注重提前护理。

妊娠中期的乳房护理

此时各处皮肤正在伸展，部分准妈妈会出现皮肤瘙痒的症状，尤其是乳房，而为了能够顺利实行哺乳，在妊娠期间做好乳房的护理非常重要。

首先要观察乳头是否正常，若有凹陷情形，则应在洗完澡后，用手指捏住乳头向上拉动，再进行乳头按摩。如果准妈妈想要止痒，在按摩时可选择保湿乳液或橄榄油、维生素E软膏，也有加强防护的效果。不过，当出现流产和早产征兆时，刺激乳房往往会加重症状，应特别注意。

妊娠中不宜拔牙

准妈妈在妊娠期间，牙龈会明显增生，容易充血、水肿，同时对各种刺激的敏感性相对增加，根据大量临床资料显示，在妊娠初期的2个月内拔牙，可能引起流产；妊娠8个月拔牙则可能引起早产。因此妊娠期间除非必要，一般不建议进行拔牙。

如必须拔牙，也应该错开在3~7个月时进行；拔牙前应充分休息，做好口腔护理并放松精神，并配合牙医师指导。但若有习惯性流产及习惯早产史的准妈妈，则应禁止拔牙直到生产。

陪宝宝聊天做为语言胎教

动物脑部可分成三个部分，唯有人类在学习知识和进行精神活动的皮质特别发达，可从胎儿期便开始储存资讯。而当准妈妈使用礼貌、文明的语言，有目的地对宝宝说话，不但说话声音可以传递给宝宝，同时也是在为宝宝的大脑皮质输入最初的语言印记，为后天的学习打下基础。

因此，准妈妈应特别注意自己说话的音调、语气和用词，并且要邀请准爸爸共同参与，因为男性低音比较容易传入子宫，可促进宝宝出生后的语言能力。

健康小叮咛

语言胎教的实行方法

语言胎教的题材有很多，准爸妈可以使用日常生活中的知识做为话题。

①准妈妈可以在一天的开始对宝宝打招呼，如："早安，我可爱的小宝贝！今天来做些什么好呢？"

②可以和准爸爸一起数胎动，透过高度关注，增进亲子间的感情交流。

③准爸爸也可以空出固定时间与宝宝聊天、念童书或故事，都是对宝宝非常有好处的。

准妈妈吃姜要注意

生姜虽然有益于防暑度夏、驱除体寒，并且含有特殊的姜辣素能够刺激肠胃黏膜，不仅能够提振食欲，还能够帮助消化和吸收，但姜辣素也同时对心脏和血管具有刺激作用，会使得心跳及血液循环加快，因此准妈妈吃生姜时要适度摄取，注意新鲜度、避免食用烂姜，并且在生痱子、痔疮、咽炎或呼吸道感染时都应暂时禁止食用，以防止病情加重。

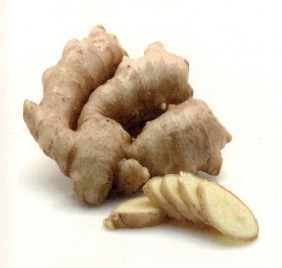

准妈妈吃蒜要讲究

准妈妈在整个妊娠期间不宜多吃刺激性食品，对葱、蒜等常用调味品的吃法也必须讲究。

大蒜是日常生活不可或缺的调味料，味道辛辣，具有较强的抗病毒及杀菌作用，可以帮助身体解毒，帮助消化，改善便秘，预防腹泻，并且对某些慢性病有防治效果。

虽说准妈妈吃了能够提高食欲、预防感冒，但是因为大蒜有强烈的刺激性，吃了可能对胃黏膜、肠道造成刺激，严重者将引起胃痉挛和腹泻，对宝宝也造成刺激。因此，准妈妈如果想吃大蒜，应要注意适量摄取，切忌空腹食用，而若是体质虚弱或肠胃衰弱的准妈妈，则避免食用为佳。

以下也为准妈妈介绍几种大蒜的食疗方法：1.取大蒜20克捣成泥，以糖水冲服，能够散寒健胃、预防感冒，还可以帮助消化、增加食欲。2.早饭前吃糖蒜10克，连吃15天，可以防治妊娠高血压及慢性支气管炎。

健康小叮咛

让准妈妈享受陪伴的快乐

因准妈妈生理上的早孕反应已逐渐消退，可活动的范围、想尝试的事也会随着心情愉悦而提高兴致，准爸爸则应尽量拨出时间来陪伴准妈妈，可以陪准妈妈一起阅读怀孕或养育相关的知识书籍，欣赏音乐，或和准妈妈到户外散步，这样将使得准妈妈心情愉快，而这番甜蜜的情感也会传递给宝宝，使宝宝在胎儿期就能够在温馨中茁壮成长。

怀孕第15周 要做唐氏症的筛查了

准妈妈可能还感觉不到胎动，不必担心，胎动因人而异，别和唐氏症做过度联想。

母血筛检唐氏症候群是甚么？

近年来医学家陆续发现，怀有唐氏症宝宝的准妈妈，血液中"甲胎蛋白"的浓度比同周数的准妈妈含量值低了许多，"人体绒毛膜促性腺激素"反而高很多，并以此为基础发展出一套公式，能够依宝宝周数、准妈妈年龄、体重，以及抽取母血测验上述两样生化物质、雌三醇的血中浓度，计算出怀有唐氏症宝宝的危险机率。而整个筛检过程对宝宝不会造成影响，准妈妈不必担心。

母血筛检给予的是机率而不是最终答案

母血筛检一般建议在怀孕15～20周之间进行，抽血后约1～2周听取报告结果。假使患唐氏症的机率较高，则需要再进一步做羊膜穿刺检验，以确定是否宝宝患有唐氏症。

而准妈妈应该厘清的是，母血筛检所得出的只是宝宝带有唐式症候群的机率是高或低，若真想得到确定答案，只能经由羊膜穿刺来得知。虽说不是所有孕妇都需要做羊膜穿刺检查，但每位准妈妈在周数范围内，都应为了宝宝和家庭，考虑接受母血筛检。

准妈妈妊娠期常见的检查项目

怀孕时的常规检查主要为血常规、凝血时间、血型，及RH因数、肝肾功能、尿常规、乙肝5项、抗HIV及梅毒血清试验。

如果准妈妈患有贫血，检查项目还应追加检验血球羁押、血清铁等，以鉴别贫血原因；而准妈妈如果怀疑患有妊娠糖尿，则必须多筛检尿糖、空腹血糖。

若想预测宝宝有无异常，也可以在怀孕15～20周之间，筛检血清甲种胎儿蛋白及羊水可利用的各种分析，对诊断宝宝开放性神经管畸形很有价值。

健康小叮咛

需要做母血筛检吗？

许多准妈妈都有迷思："不是高龄产妇，还需要做唐氏症候群筛检吗？"

① 大家都以为唐氏症是高龄产妇的专利，但根据统计，每年诞生的唐氏症宝宝，只有17%是高龄产妇生的；也就是说，大部分的唐氏症宝宝，还是产自年轻妈妈。

② 这是由于大部分准妈妈还是在35岁以下，高龄产妇只占15%。因此，年轻妈妈也不能大意，不论年龄大小都应进行筛检。

准妈妈应适量增加维生素 A 摄取

维生素A是保持健康视力、细胞生长的必须物质,准妈妈一天有足量的肉、蛋和蔬菜就能满足需求;而准妈妈如果至今胃口不佳或饮食调节不足,则需适量补充鱼肝油丸。

由于维生素A在体内有蓄积作用,摄取过量除了将使母体中毒外,还可能使宝宝出现大脑、心等器官先天缺陷。害怕过犹不及的话,比较安全的补充方法是从植物性食物中摄取,如玉米、南瓜、杏等。

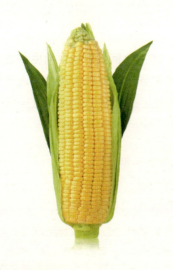

适量摄取维生素 D、E、B_6

维生素D是一种脂溶性维生素,可以影响钙质吸收;而钙是促进骨骼发育以及血液凝固的重要物质,缺乏维生素D,将使准妈妈发生骨质软化、骨盆畸形,也将会影响宝宝的牙齿萌出、骨骼钙化,严重者可导致先天性佝偻病。

而维生素E又名"生育酚",广泛存在于绿色植物中,有利于免疫系统保持健康,对于从食物中产生热量,及维持各项功能的健康都很重要,能够促进人体新陈代谢、增强身体耐力、维持正常循环功能,并保持骨骼、心肌、平滑肌和心血管系统的正常运作,同时具有预防流产、早产,促进宝宝生长发育的功效。

维生素B_6是中枢神经系统活动、血红蛋白合成及糖原代谢所必需的辅助酶,直接关系到蛋白质与脂肪的代谢;准妈妈在孕期中血液稀释,体内的维生素B_6水准下降、需求量却因怀孕增加,因此适量加强补充是非常必要的。

健康小叮咛

治疗准妈妈腿部抽筋的小诀窍

睡眠时保持下肢温暖,平日不要过度疲劳,休息时可平躺将脚部稍微抬高,使小腿后部肌肉舒张,并可搭配热敷按摩,促进循环;平时也要多吃含钙丰富的食物,增加维生素D摄取量,避免吃太咸或腌渍食品。若是发生抽筋,可立刻下床以脚跟着地,或平躺以脚跟抵住墙壁,也可以将脚掌向上弯以抽身小腿肌,都能减轻症状。

怀孕第16周

怀孕4个月的饮食与睡眠宜忌

随着孕期的增长，准妈妈因体型的变化而需要配合的生活细节也随之增加。

饮食禁忌与营养胎教

此周的准妈妈怀孕已满4个月，虽然早孕反应多半已经停止，但尚未完全脱离流产危险期，还需要特别注意容易流产的食品，同时因为宝宝发育加快，也需要足够的热量、蛋白质和维生素。准妈妈除了做到不挑食，也不应该迷信蜂王乳、珍珠粉等补品，若想补充相关营养素，每日饮用牛奶或羊奶250～250毫升，便是优质蛋白、多种无机盐以及维生素A、D、B群的便利来源。

适量增加摄取维生素B_{12}及维生素C

维生素B_{12}是一种水溶性维生素，可以促进红血球的发育和成熟，使身体造血功能处于正常状态，具有活化胺基酸、促进核酸及蛋白质合成的作用，并且能预防恶性贫血，对宝宝预防贫血及生长发育有着重要作用。

而维生素C则可以促进人体胶原蛋白的形成，保持皮肤、关节和骨骼强健，还能提高白血球的吞噬能力，对伤口复原、增强免疫力有一定功效，并可促进营养代谢、使细胞结构坚固，提升宝宝大脑和智力健康发育。

谨慎看待腹泻的警讯

腹泻在孕期中，所代表的是一个危险讯号，暗示着有流产或早产的可能，因此准妈妈需要特别小心、谨慎看待。

准妈妈腹泻最常见的原因是感染，而常见的病原体有沙门氏菌数、智贺氏痢疾杆菌、弯曲杆菌与病毒等；食物中毒或其他部位的病毒感染，也有可能引起准妈妈腹泻。

一旦发生腹泻，除了配合医生进行治疗，并适当补足因腹泻遗失的水分、电解质及热量，并同时密切观察宝宝状况是否良好，有无早产或流产征兆。

健康小叮咛

妊娠4个月的注意事项

准妈妈此时身心安定，孕吐和压迫感等不适症状消失，但仍需要注意一些事项。

①为使宝宝发育良好，应注意均衡摄取，不可偏食。

②这时有出现妊娠贫血的可能性，因此应重视对铁的补充。

③上班的准妈妈可以准备营养品随时食用。

④如果开始感到腰痛，要注意不要长时间保持同一姿势，必须采取正确姿势进行工作。

准妈妈不适合使用过软床垫

弹性好又柔软、舒适的床垫受许多家庭喜爱，但对准妈妈来说并不适宜。

首先，准妈妈的脊椎腰部前曲增大，仰躺或侧躺都容易增加关节摩擦，长久下来将使脊椎位置失常，增加腰部肌肉负担，既不能消除疲劳，还可能引起经常性腰痛。再次，睡眠时的体位是经常变动的，此举有助提高睡眠效果，然而过于柔软的床垫使得准妈妈翻身不易，进而影响睡眠品质。

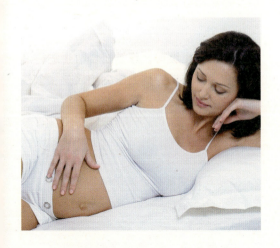

不宜长时间仰卧或右卧

准妈妈睡眠的姿势非常重要，将直接影响母体健康。一般强调，怀孕4个月后不宜长时间仰卧或长时间右侧卧。

在妊娠期间，由于宝宝不断生长发育，子宫逐渐增大，如果仰睡，增大的子宫便会压迫位于后方的腹主动脉及下腹静脉，使得子宫的供血量明显减少，影响宝宝的营养和生长发育，并且也会使得准妈妈下肢静脉血液回流受阻，引起下肢及外阴部水肿、静脉曲张，同时也可能引起胸闷、头晕、恶心、呕吐、血压下降。

而怀孕后的子宫往往不同程度地向右旋转，如果准妈妈经常采取右侧卧姿势入睡，将使得子宫进一步向右旋转或右移，进而牵拉到子宫血管、影响宝宝的血液供应，造成宝宝缺氧、不利生长发育，严重时甚至可引起宝宝窒息或死亡。

因此，睡眠时应养成习惯，多采取合理的左侧卧，以避免上述不利因素，保障准妈妈和宝宝的健康。

健康小叮咛

准爸爸要多主动学习育儿方法

准爸爸应该在准妈妈的怀孕期间，尽力主动多吸取相关的育儿知识，并且要尽量兼顾各个方面，例如照顾宝宝的方法、育儿的技巧、早期教育的实施方法，这样除了能够创建准爸爸的参与感，也能减轻准妈妈的负担，同时在宝宝出生后，也能不那么手忙脚乱，增添新手爸妈的自信心，进而让准妈妈和宝宝都更健康、快乐。

怀孕第17周 开始进入身心稳定期

准妈妈在这周要小心避免过度劳累，并且特别注意口腔卫生及感染问题。

给准妈妈的检查小叮嘱

进入妊娠第5个月，准妈妈除了要接受产检，还应该接受常规体检，以帮助判断自身健康和宝宝的发育是否正常。

部分准妈妈在这周开始经常感到晕眩，多半是低血压所引起，除了因仰卧体位的子宫压迫外，突然起身站立时，也容易脑部供血不足，因此准妈妈起身时应缓慢小心为宜。此外，准妈妈也应主动到医院做血液检查，查明原因才能及时治疗，同时也能缓解晕眩症。

准爸爸的协助事项小叮咛

由于准妈妈的体重增加也会影响宝宝发育，因此准爸爸最好开始协助准妈妈进行居家测量体重的变化，并做出详细记录以便比较。

同时，准爸爸还要负责监督、纠正准妈妈的不良生活习惯与身体姿势，最好还能陪准妈妈一起运动，既能增加准妈妈运动的积极度，也能增进夫妻感情。

此外，准爸爸也可以计划与准妈妈的短途旅游，带准妈妈散心，但出发前最好向医生咨询要注意的相关事项，做好准备工作，避免发生意外。

适合增添多元的听觉胎教

在这个月，宝宝的听觉能力将逐渐开启，甚至能从众多声音分辨出准妈妈的声音，因此准妈妈最好每天都听音乐、多和宝宝聊天，挑选一些有趣的话题，或读一些诗和故事给宝宝听，除了能使宝宝感到安心，还能刺激宝宝对语言和声音的反应，以期得到更多的良性反应。

此外，准妈妈不妨可以尝试抚摸腹部，摸到宝宝的肢体后轻轻拍打，刺激宝宝反应并加强肌肉的力量，但若是宝宝没有反应也无须太过强求，多做尝试即可。

健康小叮咛

胎动是宝宝重要健康指标

由于宝宝个体差异不同，准妈妈感受到的胎动的频率和节奏会有所差异。

① 一般来说，胎动每小时不少于3～5次，12小时内胎动不低于30次。

② 胎动正常时表示胎盘功能良好，子宫内氧气充足，宝宝正在健康发育，并且活动力强。

③ 如果胎动次数过少，则表示宝宝可能有缺氧现象，发育受到威胁，应注意是否出现问题。

此阶段的营养补充要诀

宝宝在这个时期发育的非常快,准妈妈应适当增加蛋白质、脂肪、碳水化合物的摄取量;另外,宝宝到了开始储存脂肪和大脑发育的关键时刻,应针对铁质、不饱和脂肪酸做重点摄取,多吃猪肝、芹菜、核桃、花生、芝麻等食材。

与此同时,随着子宫不断增大,胃也被向上推挤而受到压迫,即使准妈妈的食欲很好,也要注意不能吃得过多,应延续少量多餐的进餐方式。

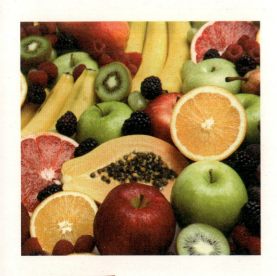

准妈妈要小心预防各种感染

准妈妈因此时状况特殊,若是感染病毒和细菌,病毒将可透过胎盘进入宝宝体内,引起先天性子宫内感染,致使宝宝产生各式各样的畸形,引起流产。而畸形儿如果在子宫内能够长大,也可能引起羊水过多、早产,或胎死腹中的问题。

临床证实,如果准妈妈在妊娠早期感染德国麻疹病毒,有50%可能发生流产、死胎、先天性心脏病、聋哑、先天性白内障等症;妊娠中期感染也有10%的机率生出畸形儿。而其余的病毒侵犯,如俗称菜花的尖锐湿疣,宝宝经产道生出时将受传染,巨细胞病毒会造成脑钙化、中枢神经系统异常等。

由此可见,孕期中防止各种传染病感染的预防工作非常重要。

准妈妈想预防病毒感染,要注意个人及环境卫生,特别注意阴部清洁,保持居家环境有良好的通风和日照,并减少到公共场所活动,不要与传染病患接触,以杜绝各种感染机会。

健康小叮咛

多多注意口腔卫生

准妈妈因为生理变化,应特别注意口腔卫生保健,随时保持口腔清洁,早晚刷牙、进食后漱口,防止牙齿和牙周组织疾病,并且定期接受口腔检查,预防出现问题,并可及时获得治疗;同时也要注意,一般在孕期2~4个月时容易出现怀孕牙龈炎,怀孕前就患病的准妈妈可能在妊娠期加重病情,应配合医师指导定期回诊。

孕中期常见的小毛病

随着子宫迅速增大，准妈妈生理上虽称不上不适，但也会浮现许多小问题。

准妈妈容易出现便秘

准妈妈由于肠道平滑肌正常张力和肠蠕动减弱，腹壁肌肉收缩功能降低，如果饮食失调，饮食过于精细或偏食，导致吃入的粗纤维与水分过少，运动量减低，就容易造成便秘。

患有便秘的准妈妈，轻微者会食欲降低，导致肠功能失调；严重者将因为体内许多代谢物要从粪便排出，在肠道内积聚的代谢产物又被吸收，而诱发自身中毒，这对准妈妈和宝宝的健康都是非常不利的。

发生坐骨神经痛怎么办？

怀孕后，内分泌激素改变，使得关节韧带松弛，为分娩做准备，但腰部关节韧带、筋膜松弛，稳定性相对减弱，同时体重增加，也加重了腰椎的负担；此时如果腰肌劳累或扭伤，就很有可能发生腰椎间盘突出，压迫坐骨神经起始部，引起水肿、充血等症状。

准妈妈感觉疼痛时，应多注意避免过度劳累，多穿平底鞋，休息时要使用硬板床，也可以在膝关节后方垫颗枕头，就能减少腰部后伸，使腰背肌肉、韧带得到充分休息。

罹患痔疮应保守治疗

怀孕时，骨盆腔内的血液供应增加，增大的子宫压迫静脉，造成血液回流受阻，加上妊娠期间骨盆腔组织松弛，使得准妈妈容易罹患痔疮或加重病况；但分娩后，因素逐渐消失，将使痔疮得到改善。

想预防痔疮，准妈妈要多吃蔬果或润肠通便的食品；上厕所要采取蹲式，排便时间也不宜太久。如果排便时，痔疮脱出，应洗净肛门，躺在床上垫高臀部，在柔软的卫生纸或纱布上放些润滑用品，接着塞进一颗肛门栓，再做提肛运动5~10分钟即可。

健康小叮咛

预防便秘的小诀窍

准妈妈若预防便秘，就能大幅降低罹患痔疮的机率。

①应多吃富含纤维质的蔬果，促进肠胃蠕动，并养成按时如厕的习惯。

②适当进行轻量活动，促进肠道运动增强，缩短食物经过肠道的时间。

③每天早上空腹喝一杯温开水，能够有效刺激肠道蠕动。

④如果大便干燥、排出困难，也可以调和蜂蜜水饮用，来达到润肠通便的效果。

宝宝的营养来自理性摄取

许多准妈妈在怀孕后,就开始加大饭量,希望藉此满足宝宝的营养需求。事实上,即使食量加倍,也不等于宝宝就能将营养全数吸收,那些多吃的部分很可能转嫁成母体上的多余脂肪。

宝宝的营养充足,关键在于准妈妈对食物的理性选择,如何达到均衡且适量,并多吃富含叶酸、维生素的蔬菜水果,少吃油炸食品,以及经加工的再制品,而不是透过多吃来达到目的。

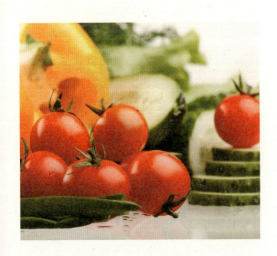

准妈妈需适量补充微量元素

准妈妈在孕期中缺少微量元素,如容易被忽略的碘、铜和锰,对宝宝的健康发育极为不利。

碘是合成甲状腺素的重要元素,缺碘将导致甲状腺激素减少,造成宝宝大脑皮质中主管语言、听觉和智力的部分,不能得到完全分化和发育。准妈妈在怀孕后,应吃含碘较多的食物,持续食用加碘食盐来预防。

而准妈妈若血中含铜量过低,引起宝宝缺铜,将影响宝宝身体内酶的活性,以及铁的运转吸收,进而造成贫血。想补充铜则宜多吃芝麻、黄豆、波菜等。

缺锰则可以造成显着的智力低下,尤其对宝宝的健康发育及骨骼影响更大,将提高关节严重变形及死亡的机率。一般说来,以谷类和蔬菜为主的人并不会发生缺锰情形,但由于食品加工过细,或以乳品、肉类为主时,便造成锰摄取不足。

由以上可知,微量元素是准妈妈和宝宝不可或缺的营养,必须及时补充。

健康小叮咛

准妈妈的零食选择

准妈妈在正餐之外,若觉得嘴馋,可适当吃零食,也可以此补充不同的养分,其中可以选择嗑瓜子,诸如葵花子、南瓜子等。葵花子的蛋白质含量高、热量低,且不含胆固醇,能为准妈妈补充营养不养肉。南瓜子则不只嚼起来香味十足,还含有蛋白质、微量元素、B族维生素等,并且养分比例平衡,有利于准妈妈吸收利用。

怀孕第 18 周

了解羊膜穿刺术

此周开始，准妈妈要开始注重各种重点检查，以确保宝宝健康和安全。

注重医院例行尿液检查

准妈妈在妊娠18周后，若发现水肿、尿蛋白、高血压的症状，就能怀疑是否为妊娠高血压症候群。此为妊娠中容易发生的并发症之一，尤其是初次怀孕的准妈妈机率更高；严重时可危及生命，同时也是导致宝宝死亡的原因之一。

因此，准妈妈妊娠在满4个月后，每个月应恪守规律至医院进行尿液检验、测量血压，为了自身和宝宝的健康和安全，千万不要怕麻烦而忽视。

"羊膜穿刺术"是什么？

羊膜穿刺术是使用直径约0.6公厘的长针，在超音波引导下，以穿过准妈妈腹腔、子宫壁，到达羊膜腔抽取20毫升的羊水，藉以作为检体。

培养羊水中宝宝掉落的细胞，可以分析细胞的染色体，及许多酶的活性，并可由此做为染色体异常（如唐氏症候群）的产前诊断。

其通常建议的实施周数为16～20周，因16周前的羊水量较少，穿刺的流产率较高；而22周后做检查，则因宝宝脱落细胞少，不易成功得出结果。

哪些准妈妈应考虑做羊膜穿刺？

由于目前已有母血筛检能够分析唐氏症候群的机率，因此，准妈妈可以考虑先抽母血检验，假使危险机率高（大于1/270），再进行羊膜穿刺。但如果准妈妈的年龄较大，例如38岁以上，此时母血检验的准确度仅达65%，还是建议做羊膜穿刺直接得出结论比较保险。

而有生过唐氏症候群宝宝的前例、近亲有唐氏症候群、曾生过异常宝宝、超音波检查有异常以及特定基因异常带原者，也建议可以进行羊膜穿刺的检验。

健康小叮咛

羊膜穿刺的危险性

羊膜穿刺最主要的危险就是破水。

① 如果在羊膜穿刺进行中破水，将会引起流产，此种情况发生率约为3‰，即使医生技术经验再好，也可能因其他因素使然，无法被完全避免。

② 至于进行穿刺是否会插到宝宝，准妈妈则大可不必担心，因为是在超音波引导下操作，因此宝宝不会受到损伤，当然也不会造成宝宝异常。

开始注重定时体重检验

妊娠期间,准妈妈的体重平均会增加10~13公斤,其中包括胎盘、宝宝、羊水、准妈妈的腰、腹组织及血液的增加,理想进度为每月增加500克。如果营养摄取过量,造成准妈妈过度肥胖,引起糖尿病和妊娠高血压,并对宝宝发育产生障碍。

因此,体重增加是怀孕期间健康的重要指标,怀孕18周开始,准妈妈就要特别注意体重情况,才能更好地度过妊娠期。

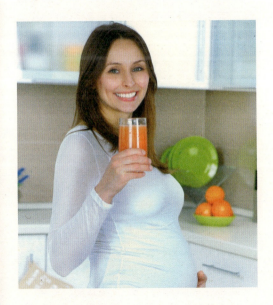

预防宝宝罹患佝偻病

佝偻病是宝宝的常见疾病,因缺乏钙及维生素D而引起的,但这种疾病并不是都发生在宝宝出生后的生长过程里,有一部分宝宝的佝偻病就始于胎儿期。

而可引发先天性佝偻病原因有很多:首先是不少准妈妈患有慢性肠道疾病、慢性肝炎或慢性胆囊炎等,影响了维生素D和钙的吸收;其次是由于准妈妈在饮食过程中偏食挑食,不注意营养均衡,进而致使维生素D的摄取量不足;最后则是因为夏天和冬天的天气过热或过冷,准妈妈外出晒太阳次数减少,无法促使脱氢胆固醇转化成维生素D。

以上原因都可能导致准妈妈体内维生素缺乏,影响钙质吸收,导致体内失衡,进而使宝宝骨骼发育和体重增长都受到影响,引发了佝偻病的发生。

想要预防宝宝罹患佝偻病,准妈妈平常应多晒太阳,增加摄取富含维生素D的食材,如蛋黄、鱼虾、瘦肉及豆类等。

健康小叮咛

开始为准妈妈测量腹围

准爸爸从本周开始,应该要准备皮尺,以水平绕行肚脐为准,开始每周替准妈妈测量一次腹围。通常准妈妈的腹围在第18~24周时增加最快,平均约每周增长0.8公分;到第34周后,腹围增长速度则将渐趋缓慢。如果在此期间,准妈妈的腹围增长过快,则应该要警觉是否羊水过多、染色体异常,或怀双胞胎等情况。

怀孕第19周 享受与宝宝互动的奥妙

胎动是专属于宝宝和准妈妈之间的亲密互动，能够感知宝宝的健康。

胎动越趋明显了

胎动是宝宝各部位肌肉、骨骼的运动，也是生命力的象征，其次数会因怀孕周数有所不同，最初出现部位是在下腹中部。

妊娠早期时，宝宝的胎动次数较弱且较少，在18周后逐渐增加，于29～38周时活动频率达到高峰，在此之后又稍微减弱直至分娩。一般来说，每日胎动次数在30～40次，平均每小时胎动3～5次，持续计数12小时30此以上，则表示宝宝情况良好。

胎动类型的不同

宝宝的胎动类型主要可分为三种。

一是宝宝翻身的左右转动，每次平均持续约3～30秒，动作感觉强烈，准妈妈的肚皮会有翻滚、牵拉的感觉。二是简单的宝宝四肢运动，如拳打、脚踢，动作感觉强烈、时间短，平均约为1～15秒，准妈妈有踢、猛动、跳动的感觉。最后则是宝宝短促的高频率运动，为单纯肢体或胸腔的运动，力量弱、时间最短，通常都在1秒以内，准妈妈能够感觉到宝宝正颤动、微弱的蠕动或打嗝。

胎动偶尔减少的原因

准妈妈应养成每天固定时间数胎动的习惯，最好是晚间8～9点自数1小时胎动，以确保计数的准确。

但刚宝宝安静或睡眠时，会出现胎动较少的现象，有时轻轻拍拍腹部，或吃东西，宝宝就会醒来，这时再数胎动，其数值才有可参考性。

此外，服用镇静剂的准妈妈，将使得胎动有所减少，停药后就能恢复；而子宫胎盘血流量减少时，宝宝有慢性缺氧的疑虑，会造成活动力下降，胎动也会因此减少，最严重时胎动将会消失。

健康小叮咛

准妈妈不宜吃蜂王乳

蜂王乳是一种白色或淡黄色、略带甜味和酸涩的液体，为专供蜂王享用的食物。

① 蜂王乳中具有丰富的胺基酸、维生素及矿物质等成分，通常和蜂蜜配制成蜂乳，再掺入人参等滋补品，制成营养口服液，普遍被认为是较好的滋补品。

② 但其荷尔蒙类物质会刺激准妈妈子宫，引起阵痛，干扰宝宝的生长发育，因此不宜服用。

胎动消失要万分小心

根据统计，有78%的宝宝可能发生宫内窘迫、宫内生长受限、新生儿窒息、围生期胎儿死亡，或有发生畸形的可能。如果准妈妈发现胎动减少至1小时不足3次，或胎动已消失12小时，表示宝宝出现异常、反抗力下降，很可能胎死腹中，准妈妈绝对不可以掉以轻心，应该立即到医院就诊，以免失去抢救时机。

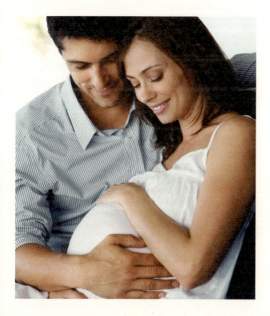

准妈妈的情绪与胎动息息相关

人的个体差异在胎儿期就已经显露出来，有的文静、有的活泼，这与先天神经类型有关，也与胎内外环境相关。正常情况下，胎动多是好事，不但告诉准爸妈宝宝发育正常，而且也表示出生好，宝宝的抓、握、爬、坐等各种动作将发展较快。

而准妈妈与宝宝的神经系统之间虽然没有直接的联系，但母体的情绪刺激能引起自主神经系统的活动，还可引起内分泌变化，而这些物质都将透过血液，经胎盘和脐带进入宝宝体内，影响其身心健康。

因此，准妈妈必须维持情绪平稳，也因为当精神状态忽然发生变化、情绪过分紧张、极度疲劳、腹部压力过重等，能使大脑皮质和内脏间的平衡关系失调，将造成宝宝躁动不安，产生剧烈的活动，可引起流产、早产，并容易出现胎儿畸形，长期下来则容易造成宝宝出生或体重较轻、身体功能失调，或行为不安等症状。

健康小叮咛

准妈妈应避免食用火锅

弓形虫进入人体的管道很多，而贪吃火锅是易被忽略的感染管道之一。因人们吃火锅时，习惯把肉片放到水中短暂加热即拿出来吃，这样并不能杀死寄生在肉片细胞内的弓形虫虫卵，可能使人受到感染，也对准妈妈造成危害。因此准妈妈应该避免吃火锅，偶尔食用时，也一定要确实将肉片烧熟煮透，才能避免相关的疑虑发生。

孕5月的膳食宜忌

怀孕第20周

准妈妈应该持续注重营养摄取，并个人随需求调整，才能确保宝宝健康发育。

妊娠第5个月的营养需求

宝宝在这个阶段发育加快，因此准妈妈应更加注意营养摄取，适量增加促进肌肉及血液生成的优质蛋白质、预防贫血的铁质，以及平时份量的2倍钙质。

一般来说，妊娠5个月的每日食谱可以这样安排：粗细粮各约200克，鸡蛋2个或豆制品100～200克，瘦肉或鱼100～200克，新鲜蔬菜0.5公斤，虾皮或虾米5～10克，天然纯净的油脂30毫升，水果适量。

孕妇奶粉能方便补充营养

怀孕后，有些准妈妈因病或妊娠反应食不下咽，但又害怕宝宝营养不足。针对这种情况，孕妇奶粉就成为很好的选择。

即使膳食结构均衡，但有些营养素单从膳食中摄取，还是不能满足身体的需求，而孕妇奶粉中几乎含有准妈妈所需的所有营养素，以及促进宝宝生长的养分，基本上能够满足对准妈妈对各种营养素的需求。

但由于每个人的饮食结构不同，因此最好在医生的指导下做恰当的增减，以免某些营养素过量摄取。

破除久炖骨头汤的迷思

不少准妈妈有爱喝骨头汤的习惯，并且觉得熬汤时间越长，营养也越丰富。这个观点其实是错误的，事实上无论多高的温度，也无法将骨骼内的钙质融化，久煮反而破坏了蛋白质。

而长时间熬出的浓汤，多以猪骨或鸡脚炖煮而成，口感肥腻，对肠胃道也相当的刺激，准妈妈不宜经常食用。

如果真的想喝这样的汤，专家建议在煮汤前将骨头砸开，与冷水及适量的醋一起放入快锅煮，就能避免营养流失，微量元素也易被人体吸收。

健康小叮咛

准妈妈喝冷饮不宜多

研究显示，宝宝对冷的刺激十分敏感，当准妈妈食用过多冷饮后，宝宝会出现躁动不安的情形。

① 准妈妈在孕期中的肠胃功能减弱，冷饮喝多了会引起消化不良、腹泻，甚至出现胃部痉挛、剧烈腹痛等现象。

② 并且会导致局部抵抗力降低，容易引起喉咙痛、咳嗽、头痛等，严重时，能引起上呼吸道感染，或诱发扁桃腺炎。

食用晚餐有原则

晚餐是人体每天进食的尾声，准妈妈应注意晚餐不要食用大量甘肥厚味，因为饭后活动量少、血液循环放慢，容易逐渐肥胖，有健康疑虑；同时也不宜进食过多，以免导致消化不良或胃痛。而晚餐的时间也不宜过晚，如果晚餐后不久就入睡，不仅加重肠胃道的负担，还会降低睡眠品质。

因此，准妈妈不应太晚就餐，晚餐内容也应以清淡、稀软为佳。

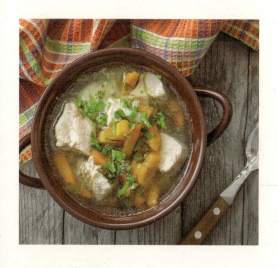

切忌不可暴饮暴食

在妊娠期间，有许多准妈妈为了加强供给宝宝营养，不惜放弃了花容月貌和形体，但却忘了，补充营养并不代表吃得越多越好。过多的饮食或滥用补品，反而会使得准妈妈体内脂肪蓄积过多，营养过剩、体重大增，导致组织弹性减弱，将来分娩时，容易导致产程迟滞或大出血，并且有发生妊娠高血压症候群、妊娠合并糖尿病等疾病的可能。

同时，过度进食将使得宝宝也深受其害，除了使得宝宝过重、提高难产率外，分娩时也容易因产程延长，影响宝宝心跳而发生窒息，并且在出生后，由于胎儿期脂肪细胞大量增加，也容易造就宝宝有终生肥胖的毛病。

因此，准妈妈应该合理安排饮食，控制体重，还要避免食用油炸和膨化食品这类营养价值低但却有惊人高热量的食物，每餐最好只吃七到八分饱，并可由三餐改为五餐，实际施行少量多餐。

健康小叮咛

营养不良对宝宝大脑影响重大

宝宝大脑是否能正常发育，与准妈妈孕期营养丰富与否密切相关。准妈妈营养不良，会直接影响宝宝大脑发育，损伤脑部型态及组织结构，轻者招致脑功能障碍，重者将使宝宝脑组织结构改变，甚至智力低下。尤其在准妈妈妊娠12～18周及妊娠最后3个月，应注意加强蛋白质的摄取量，可在宝宝脑细胞多进行一次增值。

准妈妈的日常注意事项

准妈妈应随体型改变注意穿着的挑选，外出时也要意识相关细节。

妊娠第5个月的注意事项

到了这一周，准妈妈的腹部已经明显隆起，有些事情也应该更加注意。

首先，应该开始注意腹部保暖，并预防腹部过度松弛，最好能使用托腹带或腹部防护套；另外，最好也可以更换成尺寸较大的胸罩，并注意有部分准妈妈可能会有乳汁排出。

同时，此时也是怀孕期间较为安定的时期，准妈妈可以抓住空档时间作适量的运动，如活动脚踝、伸展四肢，还可以适度进行游泳、慢跑等运动。

保持身体平衡很重要

准妈妈因腹部逐渐增大，身体重心发生变化，因此这阶段应特别注意保持身体平衡，防止局部肌肉疲劳，例如做家务时，最好双脚错开，平衡重心；坐下时，要确定坐稳后，再慢慢向后挪动身体。上下楼梯、出入浴室时，也应注意防滑，避免跌倒；休息时则可采侧卧姿势，一条腿弯曲向前，并用被子或枕头将腿垫起来，就能帮助稳定入眠。

同时，准妈妈也需要注意避免下腹部受力，以免子宫受到压迫，进而造成流产或早产。

穿着鞋袜也要多讲究

准妈妈在怀孕期间增加的体重，在行走时对双脚的压力增大，重心改变，因此准妈妈穿鞋应考虑舒适和方便两个原则。

准妈妈适穿的鞋子，要便于行走、鞋面柔软、鞋底防滑，才能防止出现扭伤或跌倒意外。一般来说，平底的皮鞋、运动休闲鞋是准妈妈的首选。

另外，腿部因压力增大，容易造成静脉曲张，换穿弹力袜能缓解现象，适当减轻腿部肿胀和疲劳感，促进血液循环，还能改善因静脉曲张引起的疼痛、抽筋、水肿等症状。

健康小叮咛

日常多留意，谨防受伤

准妈妈须谨记，即使是运动健将，在怀孕后，反射神经也会变得迟钝，韧带变得松弛，因此许多日常动作应盖加小心。

①上下楼梯不要勉强逞快，要随时抓住扶手慢慢走。

②长期站立的工作者，上午及下午均应躺下休息，以免胎盘血液循环不足。

③搬东西要先注意重量，取用时一定要慢慢蹲下来拿，才能避免腰椎受伤。

妊娠期应避开出远门

怀孕后，准妈妈最好不出远门，因为旅途中有许多危险因素，可能引起早产和流产，也可能无法及时得到适当治疗。

如果十分必要，应选在怀孕20～28周时出门，相对较安全；并且最好先咨询医生相关事项，尽量避免单独活动，还要注意饮食卫生，谨防肠胃传染病。如果发现腹部疼痛或阴道出血，要及时告知陪同者，一起到医院检查，以防不测。

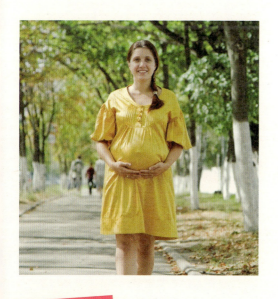

不宜进出拥挤的公共场所

准妈妈在孕期中由于身体状况特殊，抵抗力也比平时来的低，容易受到外界病原菌的感染、引发疾病；对于一般人来说，可能这些病毒和细菌对身体的影响并不大，但对于身体特别脆弱的准妈妈和宝宝来说却非常危险。

而拥挤的公共场合中，来去的人形形色色，但空气不易疏通、非常污浊，各种致病微生物的密度，远远高于其他场合，容易传播疾病，尤其在传染病流行的期间和地区，更提升了准妈妈染上病毒和细菌性疾病的机率。

此外，准妈妈在拥挤的人多场合中，四处推挤碰撞，除了容易发生被挤倒的危险，也有可能发生胸闷、憋气等呼吸不顺的感觉，宝宝的供氧也随之受到影响，同时具有流产的可能。

因此，为了避免被传染病症和人身安全，准妈妈要尽量避免到人员密集、混杂，且空气流动性差的场所，如车站、超市、卖场和剧院等地方。

健康小叮咛

准爸爸的陪同弥足珍贵

有些准爸爸因工作需求，有很多应酬，到家的时间通常很晚。但准妈妈怀孕期间，准爸爸的生活也应做出调整，尽量在下班后拨出空档，陪准妈妈一起吃饭、散步、聊天，了解和倾听准妈妈的感受，并经常感谢准妈妈的辛苦；平时购物时也应尽量陪同，既可让准妈妈感到体贴窝心，也能协助提取重物，避免准妈妈过度劳累。

怀孕第21周 准妈妈生活细节保健守则

准妈妈开始出现气短、腰背酸痛的现象,应多注意居家便利性及穿着的更替。

给开始稍有不适的准妈妈温馨呵护

由于腹部不断的增大,挤压到肺部和下肢血液回流,容易造成准妈妈出现气短及下肢浮肿的情况,并且由于重心前移,也会开始感到腰背肌肉酸痛等不适。

为缓解背部疼痛的症状,准妈妈可适时使用托腹带,也可以针对身体酸痛的地方热敷,或尝试搭配乳液轻轻按摩,来舒缓肌肉紧绷僵硬的症状;而浮肿的情况假如不严重,准妈妈也可以透过饮食、运动等方式来缓解。

给准爸爸的小叮嘱

在这个阶段的准妈妈随着体型变化,在行动上开始出现许多不便之处,因此在上、下楼梯、过马路,或到人潮较多的公共场所时,准爸爸最好牵紧准妈妈的手,以便在跌倒时能及时搀扶;在准妈妈洗澡时,最好也陪伴在旁,并做好防滑措施。

除了对准妈妈在生活上加以照顾,准爸爸也应协助准妈妈排解烦闷、忧郁等不良情绪,多多给予开导、关心和安慰,经常询问身体状况,能让准妈妈倍感窝心,自然而然经常保持愉悦的心情。

对宝宝进行说话及抚摸胎教

此时宝宝已具有很强的感知能力,准爸妈应该将之像已出生的宝宝一样对待,替他取一个乳名,在胎动时经常呼唤、和他说话,并且也能对宝宝做游戏胎教训练,以促进宝宝活动的积极性,有利于宝宝的智力发展。

另外,准妈妈也可以尝试在就寝时仰躺,将双手轻轻放在腹部,顺着同一方向抚摸宝宝,刺激宝宝对抚摸做出反应。不过,不是每位准妈妈都能实施,有早产史或早产征兆的准妈妈并不适宜,以避免刺激子宫而引发早产。

健康小叮咛

准妈妈应开始随体型更替衣物

准妈妈更换不适宜再穿的衣着,令自己舒适、美观,也会使得心情愉快,更有自信。

①此阶段的衣物更替原则,应选购以宽大柔软、方便舒适的衣服为主。

②上衣可选宽松的T恤或运动衫,裤子则不能束得过紧,以免造成腹部下垂、胎位不正。

③胸罩的肩带要宽、罩杯要深;内裤也要有足够的弹性,才能适应不断变大的腹部。

为准妈妈和宝宝提供一个健康便利的家

一个温馨、幸福的居住环境,是塑造准妈妈良好心情及身体健康的关键,同时也与宝宝的健康生长、智力息息相关,因此,除了保持居室安静舒适、空气清新、室温得宜外,还要仔细设计陈设,将家里装饰的轻松又温馨,并且要便于准妈妈日常起居、注意防滑;色彩也要选择温柔清新的色调,才能使得准妈妈天天有好心情,有利于宝宝大脑与情绪发育。

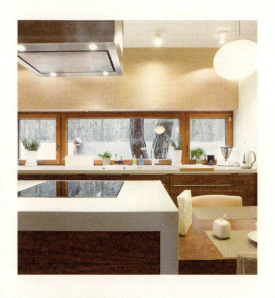

远离电磁辐射的对策

随着科技的进步,许多方便的家电在家中随时服务,但其所产生的电磁波会对健康造成诸多不良影响,却又不可能完全不使用,因此,准妈妈应该有技巧地避开电磁辐射的伤害,以减轻对自身和宝宝的损害。

首先,准妈妈在使用电脑时,应尽量与之保持70公分以上的距离,并且使用后必须立即远离。而家电用品的电磁波无处不在,使用时更必须多加小心,如使用吹风机时,不要将吹风机贴近头部;与音响、电冰箱保持1公尺以上距离;与电视、冷气和运作中的微波炉保持2公尺以上距离,不使用时也要拔掉插头,除了可以避免多余电磁波辐射,还能够省电。

其次,是注意使用时间。准妈妈一天使用电脑不可超过6小时,每小时需离开15分钟,并且加总一周不应超过20小时;手机通话则不宜超过30分钟,也要尽量少看电视,避免电磁辐射和眼睛伤害等危害。

健康小叮咛

准妈妈居室花草不宜

花草虽然漂亮宜人,但准妈妈的居室放置花草要更加讲究。如夜来香、丁香等,会吸收氧气,促使氧气减少,对健康不利;茉莉花、水仙、木兰等花卉具有浓烈香味,将使准妈妈食欲减退,甚至会引起头痛、恶心;而万年青、仙人掌等植物,与人接触后则容易发生皮肤瘙痒等过敏反应。因此,准妈妈居室内以不放置花草为宜。

准妈妈的膳食及运动要点

此时的宝宝状况较为安定，准妈妈可做一些简单运动，为分娩打下良好基础。

准妈妈可多吃鳝鱼及莲藕

黄鳝肉质细致，味道鲜美，营养丰富，其肉中含有蛋白质、钙、磷、铁，以及维生素B_1、维生素B_2、维生素C等多种维生素，是一种高蛋白质、低脂肪的优良食品，能为准妈妈补充所需。

此外，吃鳝鱼的时候，最好能同时吃一些含有维生素B_{12}和优质胺基酸、食物纤维的莲藕；因莲藕是碱性食品，而鳝鱼则属酸性，两者合吃能够保持酸碱平衡，对滋养身体更加有效。

了解妊娠糖尿病

原先未患有糖尿病的准妈妈，在怀孕期间发生葡萄糖耐受性异常时，就称之为"妊娠糖尿病"，可能引起死胎、早产，以及呼吸窘迫、孕妇泌尿道感染等，不但影响宝宝发育，也危害准妈妈健康。

通常准妈妈于妊娠中期，经过葡萄糖筛检及葡萄糖耐受测验，测出空腹和餐后血糖浓度，若发现有两项数值高于标准，就可诊断为妊娠期糖尿病。而当准妈妈年龄超过30岁、家族曾有糖尿病遗传、曾生过羊水过多的宝宝时，则将提高罹患此症的可能性。

避免妊娠糖尿病的饮食守则

想避免妊娠糖尿病，准妈妈在妊娠中后期的饮食，需先遵循依孕前所需热量，每天增加300大卡的原则计算，不宜减重，并注意餐次分配，将每天应摄取食物分做5~6餐食用。

同时，烹调餐点所用的油脂应多以植物油为主，还要注意糖类的摄取不宜过多、尽量选择纤维含量较高的未精致主食、注重蛋白质的补充、增加蔬菜的摄取量，并且避免饮食有砂糖、果糖、冰糖等甜食或含糖饮料，可延缓血糖升高、更有利于血糖控制。

健康小叮咛

补充营养也应谨防营养过剩

准妈妈无论补充哪种营养，都要适量，以防止营养过剩导致肥胖的情况发生。

①如果准妈妈营养过剩严重时，除了增加分娩困难外，更容易出现血糖代谢异常，不仅导致宝宝发育过快，还会提高宝宝日后罹患心血管疾病和糖尿病的机率。

②如果稍微过胖了一些，不可盲目减肥，适当的控制饮食、做一些运动，就能控制好体重。

准妈妈做有氧运动的原则

准妈妈在运动前，应该要做好适当计划，必须要先与负责的妇产科医生讨论，决定哪种运动最好，并且经医生许可，才可先由不引起疼痛、呼吸困难或过度疲倦等较轻松的运动着手，如爬楼梯、踩脚踏车，或考虑走路与低冲击力的有氧运动，并且要注意是否身体舒服、不会增加身体负担，待选定运动项目后，再接着慢慢地逐渐增加运动量，不可操之过急。

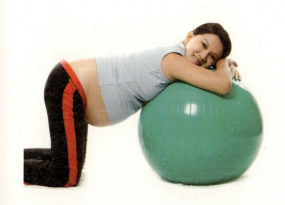

运动相关小叮咛

如果准妈妈在怀孕前就有运动习惯，虽然保持运动会比较容易，但要适当减少运动量；而如果以前没有运动习惯，则应以缓慢的速度开始运动，并且在运动时做好安全措施，避免会增加跌倒或受伤的运动，以免造成严重后果。同时，假如准妈妈在运动中感觉不舒服或发现自己呼吸困难，则代表身体不适应，请暂时减少运动量。

此外，选定清晨或黄昏时运动，可以避免体温过高；假如在室内运动，也必须确保通风透气，或使用电风扇辅助散热。运动过后即使不觉得口渴，也要记得补充大量水分，同时务必摄取均衡饮食，才能有效控制体重并补充流失的微量元素。

值得注意的是，准妈妈在运动中或运动后，如果突然发生严重的腹痛、阴道痛或出血、胸痛或严重的呼吸困难，抑或是停止运动后子宫仍然持续收缩30分钟以上，就要立即停止运动，并且马上就医。

健康小叮咛

多陪准妈妈散散步

准爸爸每天下班后，应固定抽出时间陪准妈妈好好散步，在这段时间抛去干扰，专心地聊天谈心，增进夫妻感情。但要注意在场所的选择上，除了要挑选杂讯少、尘土少的地点，最好还是有树的地方，较有利于呼吸新鲜空气；而时间可以挑选在晚饭后、睡觉前，避开交通尖峰期，避免汽车废气对准妈妈和宝宝产生不良影响。

怀孕第22周 了解运动注意事项

准妈妈应开始因宝宝的增大，注意身体的动作姿态，或改变运动项目。

适合怀孕中期的运动

准妈妈有了一周的轻微运动练习基础后，若想拓张或更换项目，不妨参照一下以下几种：1.散步：天气适宜时，可在亲友陪同下到空气清新的公园、田间小道或树林里散步，时间和距离长短以不觉劳累为宜。2.做体操：每天可在散步之后，或工作之余做几节。但应注意弯腰和跳跃动作要少做，节奏要慢一些。3.每天持续做孕妇体操，动作要轻柔，并以不感到疲劳为宜。

准妈妈游泳好处多

游泳是较适合准妈妈的运动之一，除了安全、舒适、活动量适中外，还能锻炼腹部、腰部及腿部力量，增加肺活量，提高身体的协调性。值得注意的是，游泳时的呼吸运动和肌肉用力情况与分娩颇为类似，因此游泳锻炼对准妈妈也有益于缩短分娩时间、降低难产发生率的好处。

而准妈妈游泳一般不宜超过1小时，大致游300～400公尺即可；游泳前，要注意挑选游泳池水的卫生、确保有救护设备及救生人员监护，并做好充分的热身运动。

怀孕中期的准妈妈保健操

保健操不需挑选特定场所，准妈妈可以任选以下保健操做：

1.身体直立，双手垂直放于腰部，吸气时缓缓向上划圆弧；手举至头顶时，再缓缓放下来，同时呼气，可以活动上肢关节，提高肺活量。

2.双臂往前平举，移至两侧，吸气时双臂向胸前并拢，呼气时缓缓下垂，可以锻炼肩胛肌、背肌和胸肌。3.坐在椅子上，两脚与肩同宽，上身向右侧慢慢下弯，同时呼气，上身缓缓挺直时再吸气；同样动作再换左侧，反复几次，可加强腰的灵活性。

健康小叮咛

不宜长期食用高脂食物

准妈妈应重视营养，而不宜食用害处多多的高脂肪食物。

①长期摄取高脂肪膳食，会堵塞动脉血管、损害大脑功能，造成听力损害。

②脂肪本身虽不会致癌，但长期吃高脂食物，会使得大肠内的胆酸和中性胆固醇浓度增加，促使结肠癌及乳腺癌的发生。

③如果想控制体内脂肪，可以利用具降脂作用的食材如苹果、玉米、燕麦、卷心菜、鲜枣等。

伸懒腰时要注意

准妈妈是不是觉得伸懒腰后，顿时就有神清气爽的感觉呢？因为伸懒腰时胸腔会对心、肺器官挤压，将更多氧气送给各组织器官。不过，伸懒腰时，头部会不由自主地向后仰，双臂上举，难免会牵扯到腹部；如果准妈妈伸懒腰的速度过快，用力过猛，容易导致腹痛，严重时可能引起流产或早产。因此，准妈妈应注意伸懒腰幅度不过大，保持身体平衡才是。

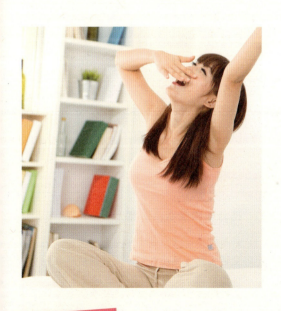

准妈妈坐、立、行应规范姿势

在这个阶段，准妈妈的腹部隆起的越发明显，身体各部位的负重也增加，因为举手投足都关系宝宝的安危，因此准妈妈不能再像以前一样恣意地活动身体，为了确保宝宝的健康发育和顺利分娩，应有意识地慎重做日常动作，并且对坐、立、行姿势做规范。

首先，坐下时动作一定要轻、慢，最好是扶着扶手缓慢地坐下；坐着时背要贴靠在椅背上，千万不能翘"二郎腿"或交叉双腿，以免使得腹部受压，妨碍气血循环，影响宝宝发育。

其次是为了保持身体平衡，准妈妈站立时最好两腿平行，且稍微分开，将重心保持在足心，这样除了更稳固，也不容易感觉疲劳。

最后，准妈妈在行走中，应特别注意姿势，要抬头、挺直后背、绷紧臀部，自然而然地将隆起的腹部抬起，并且保持身体平衡，看清楚路况再踏出脚步，要在一只脚踩稳后，再迈出另一脚，才能防止摔倒。

健康小叮咛

不宜过量食用海带

海带虽含有丰富的蛋白质、矿物质和纤维素，特别是含碘量很高，对人体大有益处，但如果准妈妈食用过量，则可能会透过胎盘进入宝宝体内，引起宝宝甲状腺发育障碍肿大，出生后也可能出现甲状腺低下。并且由于近代的海水污染，海带中也或多或少吸附着毒性极强的金属元素，食用过量也可能造成宝宝畸形或死胎。

怀孕第23周 准妈妈旅行和饮食宜忌

此周开始,准妈妈可能又开始怀孕早期的胃灼热,因此应特别注重饮食摄取。

不要打麻将当消遣

打麻将时,准妈妈往往处于自主神经高度紧张,激素分泌异常,加上其场所多充满二手烟,这些恶劣刺激将增加准妈妈罹患呼吸道疾病的危险,宝宝则会因供氧不足而发育不良,并对大脑发育造成损害。

此外,准妈妈也应避免长时间固定坐姿,否则将使得肠胃蠕动减弱、胃酸逆流增加,会引起便秘、厌食、呕吐,同时也容易引发痔疮、下肢静脉曲张和严重水肿,并且还有引起下肢血栓形成的危险。

日光浴不宜过多

日光浴和我们平时说的晒太阳,两者在接受阳光的方式与程度上有很大的区别:日光浴需要尽可能地裸露皮肤来接受阳光的照射,并且照射时间较长,可能引起皮肤损伤,招致皮肤癌的发生;而晒太阳则恰巧与其相反,还能促使维生素D合成,进而促进钙质吸收。

对准妈妈来说,日光浴还会加深或增多脸上的色素斑点,并可能发生日光性皮肤炎、加重静脉曲张。因此准妈妈不但不宜做日光浴,而且在烈日下外出活动时,还要多加注意防护才是。

准妈妈适合旅行的时间

现代的准妈妈,因为工作及家庭的因素,经常需要旅行往返。而其实只要避免在有流产危险的14周之前,以及体重负担较重的28周之后避免长途旅行,在此期间内就是适合准妈妈旅游的时期。

但准妈妈旅途中要注意定点休息,交通工具也要善加选择。一般而言,火车比汽车好,也最好不要超过2小时连续坐车、不要在尖峰时段上路。有出血、早产以及其他可能的危险因素存在时,准妈妈就应该打消念头,尽量不要出远门了。

健康小叮咛

搭公车和捷运要注意

公车和捷运是日常生活中方便又经济的交通工具,也是许多准妈妈的首选,但有一些细节还需要准妈妈多加注意。

①最好能够避开上下班的尖峰期,以免受到拥挤人潮的挤压碰撞。

②车上人多时,应主动向别人请求座位,以免紧急刹车时失去平衡而摔倒。

③尽量选择前方座位,减少颠簸;下车时也必须等车停稳再移动。

高蛋白食物应适量摄取

医学研究认为，蛋白质供应不足，容易使得准妈妈体力衰弱，宝宝生长缓慢，连带着影响产后恢复迟缓，乳汁分泌稀少。

但孕期中如果摄取过量的高蛋白饮食，将会增加准妈妈肠胃道及肾脏的负担，并影响其他营养素的摄取，造成食欲减退、头晕、疲倦等现象，同时也容易导致胆固醇过高，加重肾脏过滤的压力。因此准妈妈应适量摄取，不宜矫枉过正。

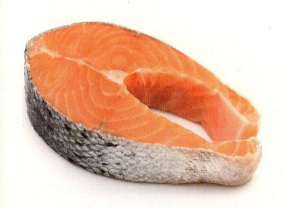

准妈妈不可任意节食

有些年轻的准妈妈怕吃的过胖影响外型，或怕宝宝太胖造成分娩困难，为此经常出现节制饮食、尽量少吃的做法，其实十分不智。准妈妈过度节制饮食，容易引起营养不良，对自己和宝宝都有极大危害。

准妈妈如营养不良，将引起水肿、骨骼软化、腰腿酸痛，或贫血、便秘、下肢水肿等症，甚至能使抗体合成减少，导致体弱多病，出现流产、早产或宝宝发育不良的症状。

对宝宝来说，先天营养就是决定生命力的重要环节，营养供给不足，就会影响神经细胞的增殖、影响骨骼和牙齿的发育生长、免疫力下降，并且容易形成智力低下，或发育不全、呼吸窘迫等症状。

由此可知，准妈妈饮食安排要合理，讲究荤素搭配、营养均衡，才能满足妊娠期营养的需求，并且怀孕后，新陈代谢较为旺盛，与妊娠有关的组织和器官发生增重变化都是必然，只要不要高于正常值，大可不必过于担心。

健康小叮咛

少吃盐和糖分

怀孕期间容易引起水肿，血量升高，因此应尽量少吃盐，特别是发现患有妊娠高血压症候群的准妈妈，更应注意减少盐的摄取量，以免造成不良影响。而糖分食用过多将导致体重剧增、脂肪蓄积、组织弹性减弱，并且容易罹患妊娠毒血症、糖尿病等，同时也会因为将宝宝养的过大，造成难产、甚至大出血，因此应酌量摄取。

怀孕第24周 了解子宫颈和日常保健守则

准妈妈应开始了解分娩及其他重大疾病,才能准确做好准备和预防。

怀孕6个月的重点饮食守则

在这个时期,准妈妈的食欲较佳,宝宝的生长速度加快,对各种营养素的需求量显著增加,可以根据各种食材产期和营养素的不同,以搭配给予足量摄取。

主食方面要多样化,以米面和杂粮搭配食用,副食要做到全面多样,多吃富含多种营养素的食物、重点增加铁元素的摄取量;并且因为此时准妈妈容易出现便秘和烧心症状,可多吃些富含纤维的食品,也可适当吃些萝卜舒缓烧心感。

准妈妈注意不可用的外用药

准妈妈在妊娠或哺乳期间,应慎用外用药,因为一些外用药能透过皮肤吸收,损害宝宝健康,如含有克霉唑成分的杀癣净,多用于皮肤黏膜真菌感染,动物实验发现其对胚胎有毒性反应,虽临床上未见不良反应报导,但也应该慎用;抑或是抗生素的百多邦软膏,虽在治疗皮肤感染方面应用广泛,但其中的聚乙二醇会被人体吸收并蓄积,可能引起不良反应。

因此,处在妊娠期的准妈妈,无论口服或外用药物,都最好在医生指导下使用,以确保用药安全有效。

妊娠中期如何治疗腹泻

怀孕期间本来就是一个用药的敏感期,如果准妈妈的腹泻只是轻微程度,时间短,通常不会造成伤害;但如果准妈妈的腹泻情形在1~3天内没有恢复正常排便,就应该到医院进行检查,分辨腹泻原因,是否因食物不干净造成肠道细菌感染,或者合并其他慢性疾病,如甲状腺疾病、结肠炎等,并应按照医嘱吃药或用药,才是安全的做法。

此外,准妈妈腹泻时,可以选择服用一些口服补液盐,确保电解质平衡,饮食则以半流质为主,可以不必禁食。

健康小叮咛

了解子宫收缩

子宫收缩可分为假性宫缩与早产宫缩,准妈妈应仔细分辨。

①假性宫缩:收缩频率不规则、强度逐渐变弱,间隔也会自行拉长至消失;痛的位置侷限在下腹部,只要准妈妈多休息就会有所改善。

②早产宫缩:收缩频率具规则性,并且强度逐渐增强、收缩间隔变短,痛的位置包括整个子宫及腰背酸痛,准妈妈休息也不会好转,应立即就医。

有需要筛检子宫颈长度吗？

子宫颈在生育上非常重要，长度大多介于3~5公分之间，并且会随怀孕周数产生变化。一般来说，若是子宫颈长度在16~32周时短于2.5公分，则可能会增加早产的风险。

但不是所有的准妈妈都需要做子宫颈长度筛检，对无早产史的低危险群可能无效；可是相对的，有早产征兆或早产史的准妈妈，就可考虑使用子宫颈长度来监测、评估早产发生的可能。

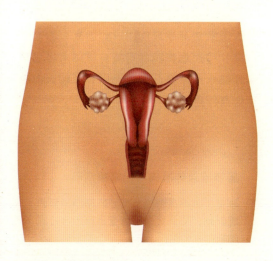

了解子宫颈闭锁不全

子宫颈闭锁不全是指子宫颈组织发生结构上的弱点，而导致流产及早产。在怀孕初期并不明显，但若怀孕中期（13~24周之间）有不明原因的出血，发生无痛子宫颈扩张，到医院却发现羊膜连同宝宝已经有滑落脱出的现象，或是怀孕中期突然流产等，就有可能是子宫闭锁不全的状况。

子宫颈闭锁不全，可分为先天性或后天造成。先天性子宫颈闭锁不全的准妈妈，通常会有较短的子宫颈，或有子宫异常、子宫颈胶原异常、致畸胎原等现象所导致；而后天原造成的原因包括产钳、真空吸引器或剖腹产导致子宫颈裂伤，或有进行流产手术、子宫颈扩张手术，抑或是子宫颈切片、雷射，都将造成子宫颈裂伤，进而形成子宫颈闭锁不全。

但准妈妈也不必太担心，若能够及早发现、或怀下一胎时，可选择使用安胎药物，或者做子宫颈缝合手术来治疗、改善。

健康小叮咛

性生活进行时要注意征兆

孕中期由于激素作用，准妈妈性欲会提高，加上胎盘和羊水的屏障作用，可以缓冲外界刺激，使宝宝得到保护，因此可适度进行性生活，但如果有性行为感到疼痛、子宫收缩阵痛，或子宫、阴道有间断或持续性出血，又或者子宫颈口已经开始扩张时，则必须暂时停止性行为，加以观察，若情况没有改善则必须就医。

了解
妊娠糖尿病

大多数的准妈妈会在24~28周之间进行妊娠糖尿病筛检，是重要的检查之一。

了解遗传筛检

遗传筛检是预防遗传性疾病发生的重要步骤，主要目的是将带有致病遗传物质的遗传带原者检出。

其主要包括隐性遗传病杂合体，或染色体平衡易位这两个类别。

一般隐性遗传病的发病率不高，但杂合体发病比例却高的惊人；而对发病率及低的遗传病通常只对患者亲属及其对象进行检测。染色体平衡易位则没有外显症状，但其生育染色体异常宝宝的机率超过50%，生育死胎的机率也很大。

遗传筛检的方法

目前常用的遗传筛检方法有：在怀孕16~20周取羊水进行检查的羊膜穿刺，培养细胞后进行染色体分析，也可以做代谢性疾病分析；或是在怀孕初期就可进行的绒毛穿刺，培养细胞以分析染色体异常机率；以及使用内视镜进入子宫腔内的宝宝内视镜检查，在可直视的状态下，观察宝宝及胎盘，并且可以采集到羊水、抽取宝宝血液及进行宝宝皮肤活体检验等，能够用来作为早期诊断先天异常的工具，并且可针对胎盘、脐带或羊膜做治疗。

糖尿病对准妈妈及宝宝的影响

糖尿病是糖代谢不正常的疾病，而孕前就已经患有糖尿病的准妈妈，和怀孕后才发现、被诊断为妊娠糖尿病的准妈妈不同，前者在怀孕后，可能发生更多合并症。包括母体视网膜病变、肾脏病变及神经病变，或者母体新陈代谢异常，高血糖造成血中酮体增高，进而引起酸中毒。

宝宝也将受准妈妈影响，可能会在子宫内因缺氧而胎死腹中，或因高血糖变成巨婴、引起难产；亦可能造成羊水过多而早期破水或早产，出生后则有可能因血糖过低而猝死。

健康小叮咛

尿糖检验能准确验出糖尿病吗？

事实上，不是每位患有妊娠期糖尿病的准妈妈，都能经过验尿查出已患有妊娠期糖尿病的结论。

①如果准妈妈的糖尿病很严重，随时处于高血糖状态，尿液里就会含有大量糖分，验尿自然出现尿糖阳性反应。

②妊娠中的准妈妈肾糖阈会偏低，没有糖尿病的人也可能呈尿糖阳性。

③在适当的时机，应以血糖来筛检妊娠期糖尿病。

妊娠糖尿病患终止妊娠的适当周数

妊娠糖尿病患终止妊娠的时间，应根据宝宝的大小、成熟程度、胎盘功能和准妈妈血糖控制，以及并发症情况来做综合考虑，尽力使宝宝达到胎肺成熟，因此一般选择38周终止妊娠，避免胎死腹中。

但如果有严重的妊娠高血压症候群、或有严重的肝肾功能损坏、动脉硬化性心脏病患者，抑或是宝宝子宫内生长受限、畸形、羊水过多的情况，则应及时终止妊娠。

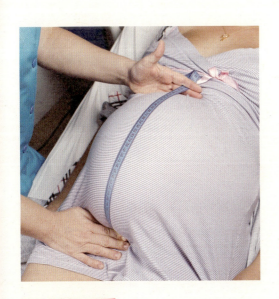

妊娠糖尿病准妈妈的饮食守则

其实患有妊娠糖尿病的准妈妈饮食和一般准妈妈相去不远，只是细节处需要更多注意。

首先，妊娠糖尿病准妈妈的营养摄取必须谨守供给充足合理的原则，在确保满足母体和宝宝生长发育需要的同时，还要维持体重的合理增长；并且尽量选用乳、蛋、肉、豆制品和绿叶、黄色蔬菜来作为膳食的组成。但凡有水肿或水肿倾向的话，则需要限制钠盐摄取量，可以使用低盐或无盐饮食。值得注意的是，对于肥胖的准妈妈，也不宜选用低热量饮食来降低体重，否则将对宝宝的发育生长造成影响。

其次则为合理安排餐次，至少要保持一日三餐，这是防止低血糖的重要措施，必须谨守。即使有妊娠反应，也要坚持定时持续三餐；而针对反应较为轻度的准妈妈，可以选用一些清淡无油的食品来代替常规饮食；至于重度妊娠者，则需要在医生指导下予以治疗。另外，使用胰岛素的准妈妈，必须要有2~3次加餐，尤其是临睡前的加餐必不可少，才能防止出现低血糖。

健康小叮咛

妊娠期糖尿病患终止妊娠时注意事项

首先应该将血糖控制在接近正常水准中，若发生代谢紊乱则应及时调整；接着在阴道分娩或剖腹产过程中，应定时监测血糖、尿糖、尿酮体，并密切监测阵痛和胎心变化的情况，尽量掌握在12小时内结束产程。此外，分娩后胎盘排出，抗胰岛素激素迅速下降，应及时减少胰岛素的用量，同时预防产后出血和感染。

准妈妈的生活保健守则

怀孕第25周

准妈妈此周可能开始出现与早孕反应类似的症状，因此应在生活保健上注重细节。

给行动日趋不便的准妈妈温馨呵护

此时的准妈妈对色彩非常敏感，特别是红、黑二色，会使得准妈妈产生强烈的心理反应，如瞳孔自然放大、出现心慌和虚汗，或导致血压升高、脉搏加快，产生激动、兴奋的现象，因此准妈妈的居住环境应尽量避免这两种强烈色彩。

而由于准妈妈行动不便，外出活动时要特别小心；若是出现肋下或腹部疼痛的症状，则最好卧床进行深浅呼吸交替的练习，有助于缓解症状。

对必须当倾听者的准爸爸小叮咛

从怀孕到分娩是非常复杂的过程，准妈妈的心理也经常几经波折、起起伏伏，最初由于早孕反应变得烦躁，到了孕中期时，情绪逐渐稳定，但到了怀孕晚期，心情既充满喜乐，却难免带有一些紧张和恐惧。

此时，准妈妈会很希望和人分享自己的忐忑和喜乐，并得到别人的体谅、同理和关怀，而准爸爸就应该扮演好这个角色。假使准妈妈的情绪得不到发泄，长时间的憋闷将促使忧郁情绪产生，进而影响自身和宝宝的健康发育。

给宝宝增添新的故事胎教

在这个阶段，宝宝感觉声音的神经系统几乎已经发育完全，能够听到外界的各种声音，此时除了继续实行音乐胎教外，准妈妈可以开始悬挂一些可爱的宝宝照片，引导准妈妈产生一些美好的遐想，形成良好的心理状态。

同时，还可以请准爸爸多讲些轻松快乐、和谐幽默的故事给宝宝听，或在睡觉前陪宝宝一起说说话，并在讲述过程中注意语气、富有感情，传递的声调信息就能对宝宝产生感染的效果，并藉以建立良好的母子、父子关系，对宝宝的发育也很有帮助。

健康小叮咛

让准妈妈做喜欢的事

准妈妈在妊娠中期也许会经常发脾气，这是一种自我保护的心理状态。

①对准爸爸的兴趣明显降低、性欲减弱、脾气变大，准爸爸要多给予一些理解和体谅，并尽量照顾准妈妈的情绪。

②平时准妈妈不喜欢的小毛病、坏习惯也应尽量改正。

③多帮准妈妈做一些按摩，既可舒缓准妈妈因怀孕而起的紧张情绪，又可增进夫妻感情。

准妈妈此时应更重视补钙

钙不仅是骨骼和牙齿的组成成分，还具有控制发炎、促进心肌收缩等多种功效；如果准妈妈缺钙，除了容易疲劳、牙齿松动，还会影响宝宝的发育，甚至引发先天缺钙抽搐或胎儿畸形等症状。

在怀孕早期和中期，宝宝的钙需求量不多，但一旦到了怀孕7个月以后，由于宝宝的牙齿和骨骼加速钙化，准妈妈就应重视补充足够的钙质，多吃些含钙的食品。

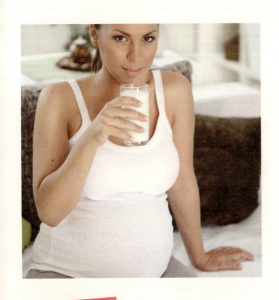

多吃西红柿保健又养颜

西红柿富含有维生素A、维生素C、有机酸和"茄红素"，微量元素也多，具有促进骨骼生长、抑制细菌、帮助消化、调整肠胃的作用，并且还能补血、降低胆固醇含量，对高血脂很有益处。

但准妈妈最好在饭后生吃番茄，以免空腹刺激肠胃，引起肠胃不适；但若要加强摄取茄红素，则应将西红柿加热煮熟，与含有脂质的食物一起食用，才能提高茄红素的吸收利用率，抗氧化效果更好。

而西红柿同时也具有很高的美容价值和医疗价值，其汁液里的各种营养成分，可增加细胞含水量和营养细胞，能使细胞娇嫩，增强皮肤弹性，舒展皱纹，脸色红润，并且使准妈妈减少因激素变化所引起的脸部妊娠斑。

值得注意的是，未成熟的西红柿最好不吃，因为绿色的番茄含有大量的有毒龙胆碱，准妈妈食用后，会出现恶心、呕吐、全身乏力等中毒症状，对宝宝的发育有害。

健康小叮咛

减盐缓解下肢水肿

准妈妈在这个阶段容易出现下肢水肿，通常是因食用过多盐分造成水分滞留，因此不需太过紧张，只要控制好日常饮食中盐的摄取量，就能缓解水肿的症状，并且还能降低妊娠高血压综合症的发生率。而若是口味较重的准妈妈因食物减盐，一下子太过清淡而影响食欲，则可以适量吃一些味道稍酸的食物，就能达到开胃的作用。

孕期小事勿忽略

越近分娩的这段期间，准妈妈身心变化较大，准爸爸的辅助角色更显重要。

准妈妈爱发脾气的原由

准妈妈在怀孕后，由于内分泌的变化，带来心理和情绪上的改变，可分做3个阶段。

首先，妊娠4~12周为情绪不稳定期，因妊娠反应和角色变化，容易使准妈妈产生反感心理。其次的妊娠16~32周为逐渐适应期，此时身体状况好转，保护宝宝的意志明显增强。最后的妊娠32~40周则是孕妇过度负荷期，此时准妈妈行动不便，且临近分娩、压力增大，因而精神焦虑、容易激动。

影响准妈妈睡眠品质的因素

在这个时期，准妈妈可能会时常感觉睡眠品质不佳，一般情况下，是由以下因素所影响的：1.由于准妈妈肾脏过滤的血液变多，促使尿液增多，同时子宫变大压迫膀胱，导致频尿。2.宝宝增长速度快，身体负担过重导致腿抽筋、后背痛。3.心脏为供给子宫更多血液，工作量加大、心率加快，因而无法安稳入睡。4.子宫增大，对横膈膜的压力提升，导致呼吸困难或急促。5.怀孕期间怪梦或噩梦变多。6.担心宝宝健康，精神压力大。

注意产前忧郁症

有部分准妈妈因荷尔蒙改变，导致情绪敏感、容易起伏，一旦遭受巨大刺激不免担心受怕，使情绪陷入忧郁状态，自然引发产前忧郁症。尤其是曾经罹患过忧郁症、缺乏支持、出现婚姻冲突、对怀孕态度无法坚持的准妈妈们，都是高危险群。准妈妈如有所察觉，则应注意自我调适，若是持续低落，甚至感到厌世，则要尽早向医师咨询。

准爸爸应多让准妈妈看一些激发母子感情的书刊或电影、电视，引导准妈妈爱护宝宝，增进母子感情。

健康小叮咛

准妈妈的衣服要勤于清洗

准妈妈比其他人代谢更旺盛，若是衣物不干净、排汗不顺畅，很容易引起皮疹或皮肤感染等症状。

①衣着应宽大、轻松、舒适、简单，并且利于排汗。

②衣料的选择应讲究透气性和吸湿性，最好为棉质制。

③此时准妈妈肚子已经不小，行动不便，为避免感染，准妈妈的内衣需要手洗，这时就要请准爸爸多多承担洗衣服的工作。

衣服防虫不可用樟脑丸

樟脑丸是从石油或煤焦油中提炼出来一种叫做"萘"的结晶物，并加入少量的二氯化苯，为极易发挥的有机溶剂，具有强烈的挥发性。如果人体长期接触，会引起中毒症状，如倦怠、头晕、头痛、腹泻等，甚至造成喉癌、胃癌，以及结肠癌。同时，因为萘是属于极强的致癌物质，对准妈妈及宝宝更可能产生较大影响，因此准妈妈的衣服不能使用樟脑丸来防蛀。

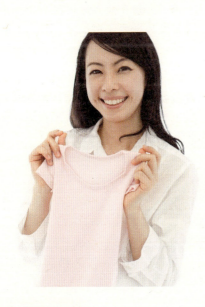

怀孕期间应防止蚊虫叮咬

夏秋季节间蚊虫肆虐，准妈妈由于呼吸频率较高，呼出的潮湿气体和二氧化碳对蚊虫具有相当大的吸引力；并且准妈妈腹部温度又比普通人稍高，皮肤表面散发的热气及挥发性物质很容易吸引蚊子。

被蚊虫叮咬后，准妈妈有染上疟疾、脑炎、黄热病等危险，不但影响母体健康，还严重影响宝宝的发育，因此准妈妈在孕期间防止蚊虫叮咬非常重要。

而为了防止蚊虫，大多数家庭会选择在室内燃烧蚊香或喷洒杀虫剂，但是，在选择准妈妈使用的驱蚊药品除了要慎重一些，使用方式也需要特别讲究。普通蚊香在燃烧时会释放出大量的超细微粒，一旦吸入人体，容易出现头晕、呼吸困难、窒息等症，还可能引发哮喘。因此，最好是在准妈妈不在家时进行驱蚊，无论是点蚊香还是喷洒杀虫剂，用药后紧闭门窗，待药效充分发挥再打开门窗一段时间，人才能接着进入。

健康小叮咛

天然除蚊好方法

准妈妈用药品驱蚊，经常会担心是否对宝宝造成影响，此时不妨在房里摆一株玫瑰、薄荷等，使蚊子不堪忍受气味飞走；还可以用敞口容器装一些喝剩的啤酒或可乐，放在蚊子经常出没的地方，就能得到很好的驱蚊效果。当然，较为安全适用的驱蚊方式，还是挂蚊帐，这也是目前较为普遍的驱蚊方法。

怀孕第26周 **谨防妊娠高血压症候群**

怀孕时期合并高血压是准妈妈危险的疾病，会造成母体和胎儿极严重的并发症。

妊娠高血压症候群的具体定义

妊娠高血压是指准妈妈不曾有高血压病史，但在妊娠期发生血压值为收缩压高于140mmHg或舒张压高于90mmHg；或妊娠后期血压比早期收缩压升高30mmHg或舒张压升高15mmHg的高血压，最早在怀孕第5个月出现，没有合并蛋白尿、水肿，最慢在产后3个月恢复正常。

而此症绝大多数都是在怀孕20周后发生，并且在此基础上可能出现俗称妊娠毒血症、合并有蛋白尿或水肿的子癫前症。

哪些准妈妈是妊娠高血压的高危险群？

如果有高血压家族病史、怀多胞胎，或是超过35岁的高龄产妇、比较肥胖的孕妇、怀第一胎的准妈妈，抑或是本身已有高血压、糖尿病或肾脏疾病的准妈妈，又或者宝宝水肿、羊水过多、红斑性狼疮等，都在妊娠高血压的危险行列中。

而妊娠高血压症候群，特别是重度妊娠高血压的准妈妈，可能会发生肺水肿、心肌缺血、脑缺血、脑水肿、抽搐、昏迷、胎盘功能障碍、胎盘早剥、急性肾衰竭、视网膜剥离、凝血功能障碍、产后出血，甚至死亡等并发症。

妊娠高血压症候群对宝宝的影响

罹患妊娠高血压症候群时，由于子宫血管痉挛、血流阻力大，引起胎盘供血不足，甚至血液逆流，导致胎盘功能减退，可能造成胎儿窘迫、宝宝生长迟缓、缺氧、早产、死胎、死产、或新生儿死亡。

此外，妊娠高血压症候群病情加重、用药后血压还是无法控制在正常范围时，必须尽早终止妊娠，尤其是准妈妈健康已受到严重影响时，必须以准妈妈安全为首要考量而进行催生，否则将可能造成医源性早产，而这同时也是引起宝宝死亡率升高的重要原因之一。

健康小叮咛

准妈妈适合多喝优酪乳吗？

优酪乳是消毒牛奶加入乳酸菌后，经发酵制作而成，是准妈妈理想的营养品。

①牛奶经发酵后，蛋白质发生凝固，乳糖被分解，这些变化均有益于人体肠道的消化吸收。

②优酪乳中存在一些抗生素，对人体肠道内有害病菌具有一定的抑制作用，可以发挥防病功效。

③优酪乳中的乳酸菌可在肠道内合成多种人体所需胺基酸。

如何预防妊娠高血压症候群

准妈妈想预防妊娠高血压症候群，应依要求定期参加产前检查，而每次检查必须包括量血压和秤体重，并定期进行尿液化验检查。如果准妈妈为妊娠高血压的高危险群，则更应该积极注意孕期检查和监护，可以做到及早发现、及早治疗。同时应注重营养和休息，减少脂肪和盐的摄取，确保蛋白质、维生素和微量元素摄取充足，保持心情舒畅、精神愉悦，工作也不宜过劳。

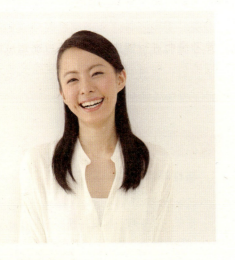

妊娠高血压症候群如何治疗

准妈妈若血压无法藉由纾解压力、饮食改变得到控制，而持续偏高时，就要评估使用药物治疗；假如一直无法改善，则必须评估是否增加用药次数，或混合两种药物一起服用，但必须谨慎控制药物剂量，以免血压降的过低而导致低血压。

产检方面，妊娠高血压的准妈妈产检必须比一般准妈妈密集，而且产检时最好多做宝宝脐带血刘检测，并检查羊水量，以及是否合并有子癫前症。

同时，准妈妈在家自行家监测血压也是很有必要的，可以每天早晚各量一次、也注意胎动、水肿程度并做成纪录；有异常时则应提早就诊，尽量保持情绪稳定就好，医生会视病情给予控制血压的药物。但若是准妈妈出现高血压，伴随全身水肿、蛋白尿、恶心、呕吐、视力模糊、小便量减少、体重快速增加及上腹部疼痛等症，则可确认为严重的子癫前症，应立刻住院治疗，以防止并发症的发生。

健康小叮咛

鸡蛋不宜多吃

鸡蛋营养丰富，许多身体孱弱、大病初愈以及孕产妇都喜欢多吃，以此补充营养和增强体质。事实上，准妈妈在孕期肠胃功能减退，补充过多的鸡蛋，加重消化系统负担，促使未完全消化的蛋白质在肠道中腐败，促使蛋白质中毒症候群副作用出现，可能会感觉腹部胀闷、头晕目眩、四肢无力，有时还会导致昏迷。

怀孕第27周 饮食宜忌与胎教方法

进入此周，宝宝清醒时间更多，准爸妈不妨准备更多胎教方法来和宝宝互动。

准妈妈不可大量服用鱼肝油

鱼肝油的主要成分是维生素A和D，孕期中适量补充鱼肝油，有利于母体健康和胎儿发育，同时也有益对钙的吸收，但不该片面地认为服用鱼肝油越多越好，过量将会对宝宝和准妈妈造成危害。

维生素A摄取过量，将引起宝宝骨骼、脑畸形等症；而维生素D服用过多，将会引起准妈妈皮肤瘙痒、脱发，及宝宝主动脉发育不全、肺和肾动脉狭窄等缺陷，因此不宜长期大量服用。

准妈妈食用核桃好处多

核桃又称为"胡桃"，具有较高的营养价值和药用价值；中医理论也认为，核桃具有健脑补肾、温肺益肝、强筋壮骨、补血养神的功能，常吃可滋养血脉，使须发乌黑，对神经衰弱、记忆力下降，以及性功能减退也有一定的疗效。

并且现代研究发现，核桃中所含的不饱和脂肪酸，可以降低血中胆固醇，而对于增加身体抵抗力、促进细胞活力、增强脑神经功能、伤口愈合，以及对宝宝的大脑细胞、骨骼和毛发等的生长发育，都有具有促进作用。

准妈妈也应多吃芝麻酱

芝麻酱是具有独特营养的调味品，含有丰富的蛋白质、锌、钾及叶酸等营养，与鱼的营养成分相当，恰巧也都是准妈妈消耗、宝宝生长发育所需的营养素。

而每100克纯芝麻酱含铁高达58毫克，是猪肝含铁量的1倍，蛋黄的6倍；同时含钙量也很高，每100克中就含有钙870毫克，等同于吃了300克豆腐所含的钙。因此准妈妈在膳食中适量增加芝麻酱的摄取，就可有效预防缺铁性贫血，并且还有助于宝宝骨骼和牙齿的发育。

健康小叮咛

热性香料对准妈妈太过刺激

日常生活中常吃的八角、茴香、胡椒、花椒、五香粉、桂皮、辣椒粉等都属于热性香料。

①由于准妈妈在怀孕期间，体温较平时提升，肠道也很干燥，如果常吃这些性质大热、具刺激性的调味料，容易消耗肠道水分，造成便秘。

②准妈妈在肠道秘结后，必须用力摒气解便，而此举将会引起腹压增大，造成羊水早破、流产等不良后果。

形体美学胎教的实施

形体美学主要是指准妈妈本人所拥有的气质。

首先,准妈妈需要有良好的道德修养和高雅的情趣,见识广博、举止优雅,具有内在美。其次,是合适得体的孕妇装扮,收拾整齐干净的发型搭配简单得宜的衣着,再加上好气色,更显得整个人精神焕发。

根据研究显示,准妈妈打扮也是胎教的一种,可使得宝宝在母体内受到美的感染,而获得初步的审美观。

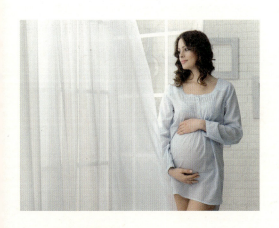

在音乐胎教基础中加入性格胎教

宝宝持续听音乐进入6个月之后,就开始能够感受到音乐中的理智感、道德感和美感,同时也有利于宝宝右脑细胞发育,将为宝宝的智力发展带来很大的益处。

而性格是宝宝心理发展的一个重要组成成分,在胎儿期已基本形成,并且在往后的人生发展中发挥举足轻重的作用,因此做为宝宝的第一个环境,准妈妈应特别注意宝宝性格方面的培养,宝宝在子宫内的感受,将直接影响宝宝性格的形成和发展。

此时准妈妈不妨拟定一些乐曲清单,和宝宝一起聆听一些音色优美悦耳、节奏平缓柔和、充满想像力的乐曲,如巴哈的《B小调弥撒曲》,莫札特的《小星星变奏曲》,舒伯特的小提琴曲《小夜曲》,勃拉姆斯的《摇篮曲》,韦瓦第的小提琴协奏曲《四季》中的春,并藉此和宝宝一同保持良好心态,不乱发脾气,使宝宝拥有一个健康美好的精神世界,促使其性格往更好的方向发展。

健康小叮咛

午间午觉很重要

准妈妈的睡眠时间应比平常多一些,大约多出1个小时左右,而增加的这段睡眠时间,最好就加在午睡上。因为睡午觉是非常好的短暂休息时间,可以使准妈妈神经放松、消除劳累、恢复活力、调节精神。午睡的长短可以因人而异、因时而异,虽然时间较短,但也要脱下鞋,将腿部垫高、全身放松,才能得到好的休息。

怀孕第28周 特殊情况的处理

进入孕晚期，准妈妈将有许多疑虑需要解答，但不要过于紧张，不妨放宽心看待。

摔倒的后续观察

准妈妈摔倒时，首先应该要厘清是哪个部位受到了碰撞，而挤、压、摔的程度是重或轻。如果正是腹部撞到某个物品上，或全身重重地摔倒，即使没有撞到腹部，但却已受到巨大的震动和冲击，也要注意是否影响到宝宝的生长。

摔倒后，主要影响是引起胎盘早期剥离，发生腹痛及阴道出血的现象，将造成宝宝得不到氧气和营养供给、发生缺氧，严重时可导致死亡，发现有征兆时应尽速就医。

羊水过多的具体判定

羊水是由准妈妈血清经羊膜渗透到羊膜腔内的液体，与宝宝尿液一同组成，具有保护宝宝免受挤压，防止胎体粘连，保持子宫壁内恒温恒压的作用。

正常准妈妈的羊水为1000毫升左右，当羊水量超过2000毫升时，即称为"羊水过多"，会造成准妈妈子宫迅速过度膨胀，引起腹痛、腹胀不适，压迫心脏和肺，引起心慌、气短等，还可能引起腹水、胎位不正、胎膜早破而导致早产。因此准妈妈一旦发现腹部明显增大时，应立即到医院检查，以确诊是否羊水过多，以便及时治疗。

羊水过少的相关情形

当羊水量少于300毫升，即为"羊水过少"；最少时甚至仅有几毫升，此时宝宝与羊膜紧贴，几乎毫无空隙，超音波上可见羊水水准小于3公厘。

羊水过少，对准妈妈影响较小，但对宝宝危害却很大。在确诊羊水过少时，准妈妈要时刻体察身体细节的变化，警觉有无胎儿畸形、缺氧和胎盘功能不全的表现。若无畸形，也应密切注意胎动变化，并仔细观察超音波检查羊水水准。一旦发现异常情况，应考虑剖腹产，使宝宝尽快分娩，以确保宝宝安全。

健康小叮咛

准妈妈不宜多吃人参

很多人认为准妈妈多吃人参能大补元气，宝宝出生后也会抵抗力超群，但这种观点是错误的。

①多数准妈妈怀孕后因写篇虚，食用人参补品会引起气盛阴耗，很容易上火，加重妊娠反应。

②并且会出现呕吐、水肿及高血压等症状，可能引起出血、流产及早产等危险情况。

③此外，鹿茸、鹿胎等补品，准妈妈也不宜服用。

妊娠水肿的调理守则

妊娠水肿是下肢浮肿、腹围增大速度超过妊娠月份、体重明显增加,甚至全身皆肿的症状;主要是因为子宫增大,使下肢血液回流受阻,进而引起水肿。此外,营养不良性低蛋白血症和妊娠高血压症候群,也是水肿的诱因。一般来说,轻微水肿只要需休息和饮食调节就可恢复,但一定要注意血压及尿蛋白的情况,单纯水肿无须在意,但妊娠高血压却是极为危险的情况。

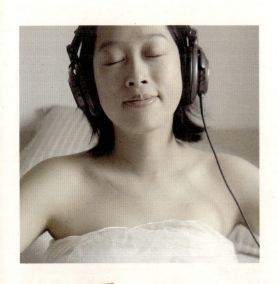

怀孕晚期的矿物质补充要点

怀孕3个月后,由于宝宝的迅速生长和母体内的变化,准妈妈对营养素的需求量迅速增加;尤其是最后3个月,需要量增加得更多,特别是对钙、铁、碘、锌等矿物质的需求尤其迫切。但如果准妈妈矿物质匮乏,会出现妊娠合并贫血、小腿抽搐、容易出汗或惊醒,宝宝先天性疾病发病率增加。

因此,首先准妈妈要注意每日要摄取、储存一定量的铁以补充自身的消耗,避免分娩时,因失血造成铁的流失。如果准妈妈缺铁,容易造成自身和宝宝贫血、营养不良。但药物补铁应在医生指导下进行,避免影响锌的吸收。

而怀孕第4个月开始,钙的需求量增加,假如妊娠期供钙不足,母体血钙降低,可能发生手脚抽搐、骨质软化,宝宝也可能产生先天性的佝偻病。

因此,准妈妈应注意随着宝宝发育的加速和自身的身体变化,相对增加各种微量元素的需要量,并且只要合理调配食物,通常是不会影响各种微量元素的摄取的。

健康小叮咛

喝水有学问

水是人体的重要组成成分,以血液、组织液、细胞间液等形式存在,在人体的新陈代谢中发挥着重要的作用。而准妈妈怀孕后,母体消耗增加,需水量也随之增多,因此每天应该喝足需要的水分。但一般来说每天喝1000～1500毫升即可,要小心避免摄取过多水分,以免多余的水在体内蓄积,引起或加重水肿的情形。

食谱推荐

海参豆腐煲

材料

海参2只
豆腐150克
小黄瓜片、胡萝卜片、姜片各适量
米酒、酱油、盐各少许

做法

1. 剖开海参,洗净切段;豆腐切块,入油锅炸至金黄,捞出沥干备用。
2. 滚水中加入米酒、盐,放入海参氽烫去腥,捞出沥干备用。
3. 热油锅,爆香姜片,放入胡萝卜片、小黄瓜片拌炒均匀,接着放入海参、豆腐、酱油,加适量水煲煮至食材入味即完成。

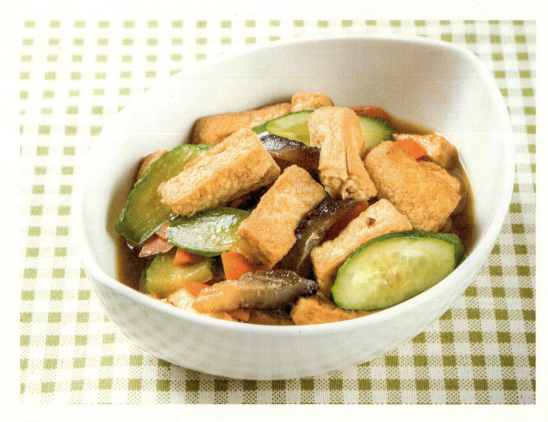

食谱推荐 猴头菇桂圆红枣汤

材料

泡发猴头菇 2 个
桂圆干 10 克
红枣 5 枚
绿豆芽 20 克
盐 3 克

做法

1. 砂锅中注水烧开,倒入猴头菇、桂圆干、红枣,拌匀。
2. 盖上盖,大火煮开转小火煮 30 分钟至食材熟透。
3. 揭盖,倒入绿豆芽,略煮片刻至绿豆芽熟软。
4. 加入盐,搅拌均匀,关火后盛出煮好的汤,装入碗中即可。

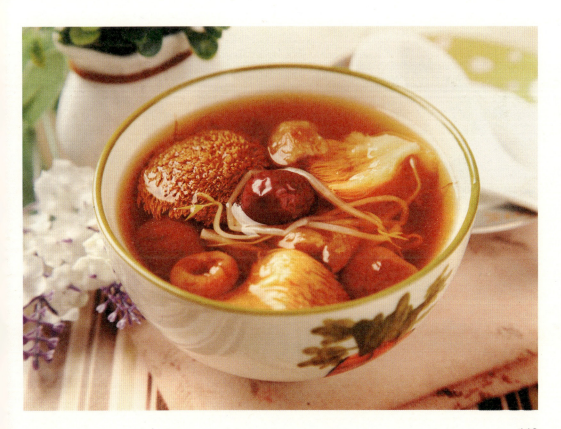

食谱推荐 黄瓜里脊片

扫扫 QR-code
影音轻松学

材料

黄瓜 160 克
猪瘦肉 100 克
鸡粉、盐各 2 克
生抽、料酒各 4 毫升
芝麻油 3 毫升

做法

1. 洗好的黄瓜切开，去瓤，用斜刀切块；洗净的猪瘦肉切薄片。

2. 锅中注水烧开，倒入肉片、料酒，拌匀，煮至变色，捞出沥干。

3. 取一个碗，注入少许鲜汤，加入鸡粉、盐、生抽、芝麻油，拌成味汁。

4. 另取一盘，放入黄瓜、瘦肉，依次摆放整齐，浇上味汁，摆好盘即成。

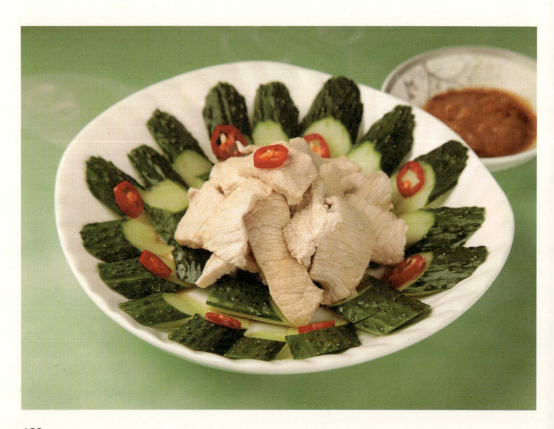

食谱推荐 蔬菜烘蛋

材料

蛋 2 颗
甜椒 1/2 颗
小白菜 1 把
洋葱 1/2 颗
香菇 3 朵
奶油 5 克
鲜奶油 100ml
盐、胡椒粉各适量

做法

1. 甜椒切小块、小白菜切小段、洋葱切丁、香菇切丁。
2. 取一容器，倒入牛奶油、蛋、盐和胡椒粉拌匀。
3. 锅内放奶油炒香洋葱，等洋葱软化后再加入甜椒、小白菜与香菇微炒。
4. 烤箱预热至180度，将所有炒过的食材加入鲜奶油蛋液中并倒入烤盘，烤20～30分钟即可。

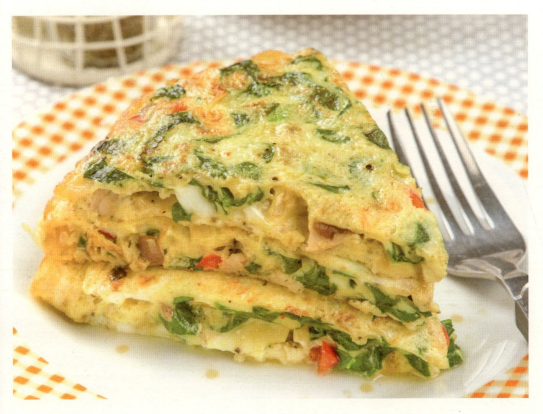

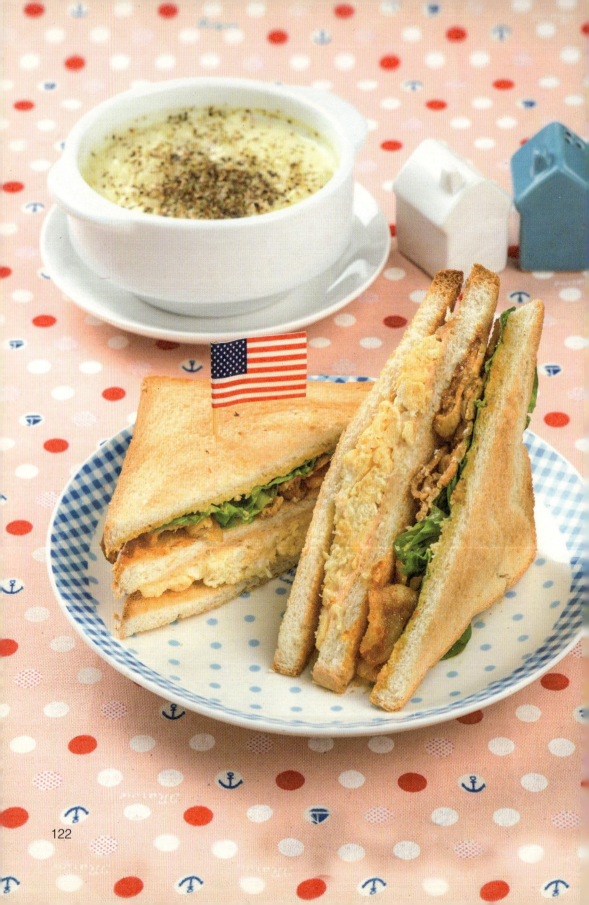

食谱推荐: 烤三明治

材料

蛋 2 颗
牛奶 1 大匙
猪五花肉片 50 克
莴苣 3 片
吐司 3 片
番茄酱 2 大匙
咖哩粉 1/3 小匙
盐、胡椒粉、蜂蜜芥末酱各适量

做法

1. 将蛋打散,加入牛奶、盐和胡椒粉。
2. 平底锅中倒入油,用中火加热,将蛋液倒入煎成滑嫩的炒蛋后盛起。
3. 另起锅,倒入油,用中火热锅,放入猪五花肉片微炒,再加入番茄酱和咖哩粉拌炒。
4. 吐司放进烤箱中烤至两面金黄。吐司一面抹上蜂蜜芥末酱,再铺上莴苣叶片,叠上炒蛋、炒过的肉片,做成三明治后对半切开即完成。

贴心小提醒

三明治中包入的食材,清洗过后一定要记得沥干或用厨房纸巾压干,否则将含有水分的食材包入吐司中,会让吐司变得糊糊软软,口感不佳。

将三明治的材料准备好,依照芥末酱、莴苣叶、炒蛋、肉片的顺序一层层叠上去,就能做出完美的三明治,可以说是一道简单又方便的营养餐点,里面包的馅料可以依自己的喜好替换,口味多变。

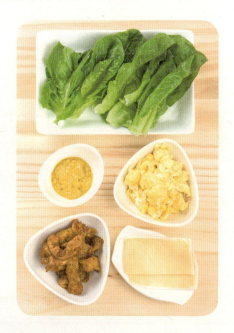

营养功效

莴苣含铁量高,能预防贫血,更具有促进人体血液循环、皮肤与毛发健康的功效,还能促进食欲、改善便秘。其中所含的维生素K和钙,可以强化骨骼,补充妈妈孕期特别需要的钙质。

香菇鸡蛋砂锅

材料

水发香菇 50 克
鸡蛋 90 克

做法

1. 泡发好的香菇去蒂,切成条,再切丁。
2. 备好一个小砂锅,倒入鸡蛋,注水,打散搅匀。
3. 倒入香菇丁,封上保鲜膜。
4. 蒸锅注水烧开上汽,放入砂锅。
5. 加盖蒸 10 分钟,至食材熟透。
6. 掀开锅盖,取出砂锅,去除保鲜膜即可。

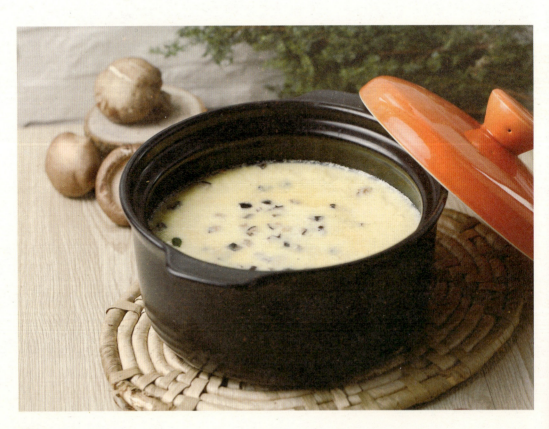

黄金蜜地瓜

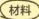 **材料**

地瓜 400 克
二砂糖 200 克
麦芽糖 200 克
柠檬汁适量

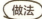 **做法**

1. 地瓜洗净，去皮备用。

2. 将地瓜放入内锅中，再将内锅放到电锅中，外锅倒入 1 杯水，按下开关，蒸至开关跳起。

3. 锅中加适量水，放入二砂糖，以中火熬煮至砂糖溶化，加入柠檬汁、麦芽糖，转小火熬煮至浓稠有光泽。

4. 将蒸好的地瓜放入糖浆中，以小火煮滚后，再续煮 10 分钟，熄火后放凉即可享用。

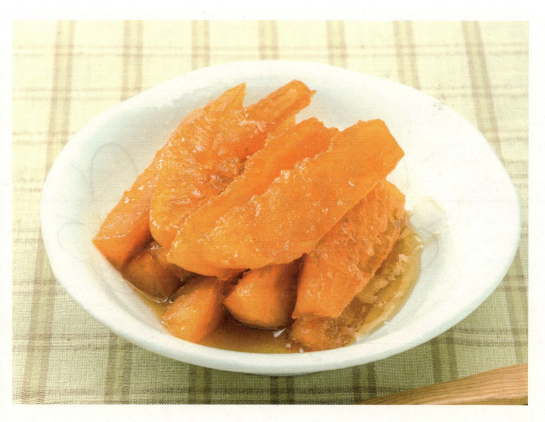

食谱推荐

海带萝卜排骨汤

扫扫 QR-code
影音轻松学

材料

排骨段 100 克
海带结 30 克
去皮胡萝卜 30 克
姜片 5 克
葱花 3 克
盐 1 克
料酒 5 毫升

做法

1. 胡萝卜切片；沸水锅中倒入排骨，汆去腥味，捞出沥干。
2. 焖烧罐中倒入排骨，放入洗净的海带结。
3. 加入切好的胡萝卜片，注入开水至八分满。
4. 加盖，摇一摇，预热 1 分钟；取下盖子，倒出水分。
5. 焖烧罐中放入姜片、料酒，注入开水至八分满。
6. 加盖，焖 4 小时至食材熟软，揭盖，加盐调味。
7. 将汤品装碗，撒上葱花即可。

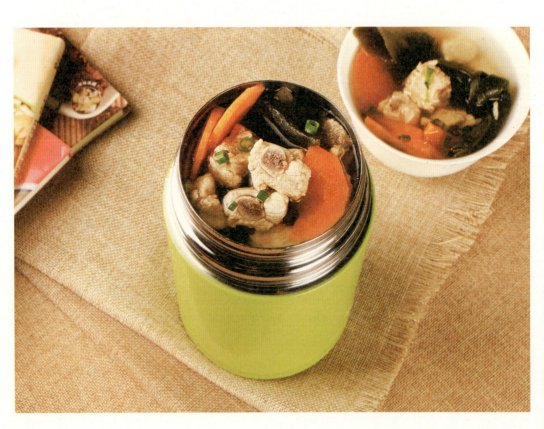

番茄炖牛腩

材料

牛腩 185 克
土豆 190 克
西红柿 240 克
洋葱 30 克
姜片 5 克
花椒、香菜、盐各 3 克
鸡粉 3 克
八角 2 克
番茄酱 20 克
生抽 3 毫升
料酒、食用油各适量

做法

1. 洋葱切块,土豆切滚刀块,牛腩切块,西红柿切块。
2. 锅中注水烧开,倒入牛腩,汆去杂质,捞出沥干。
3. 热锅注油烧热,倒入姜片、花椒、八角,爆香。
4. 加入牛腩、料酒、生抽,注水,加盐,搅匀调味。
5. 加盖,转中火炖 40 分钟;揭盖,倒入土豆,拌匀。
6. 加盖,续炖 20 分钟,倒入西红柿、洋葱、番茄酱,拌匀。
7. 加盖,续炖 10 分钟至熟;揭盖,加入鸡粉,拌匀盛出,放上香菜即可。

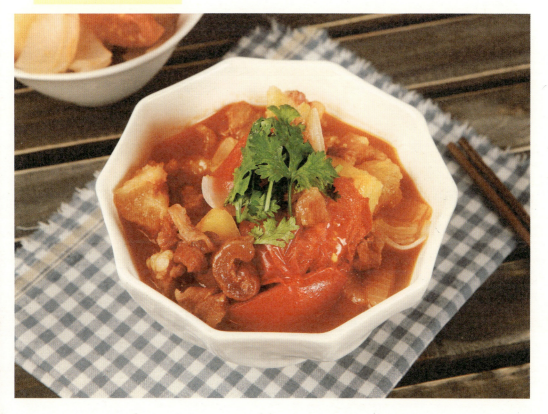

食谱推荐 猪肉芦笋卷

材料

猪五花肉片 270 克
芦笋 20 支
面粉适量
黑胡椒粉适量
盐少许

做法

1. 芦笋洗净,切小段,放入滚水中烫 3～5 分钟后,捞起放入冷水中,沥干备用。

2. 将五花肉片对半切并铺平,撒上少许盐、黑胡椒粉,接着用五花肉片将芦笋卷起来,再以牙签固定。

3. 取一小盘,放入适量面粉,将猪肉芦笋卷表层均匀沾上面粉。

4. 热油锅,将卷好的猪肉芦笋卷下锅煎熟即可。

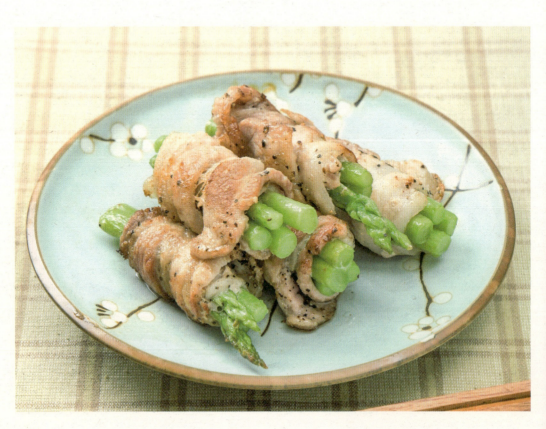

蜜黑豆

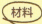

黑豆 0.7 杯
冷开水 1000ml
酱油 2 大匙
糖 2 大匙

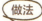

1. 黑豆洗净，备用。
2. 将酱油、糖、冷开水混合均匀，以中火加热至糖溶化，即为酱汁。
3. 将酱汁放入内锅中，冷却后再放入黑豆。将内锅放到电锅中，外锅倒入 2 杯水，按下开关，蒸至开关跳起。
4. 待黑豆冷却后，放进冰箱冷藏 2 小时即完成。

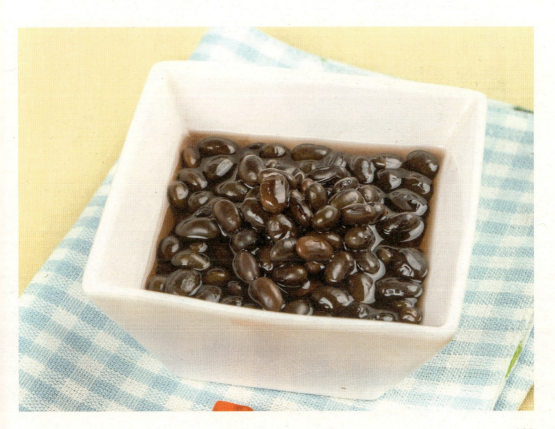

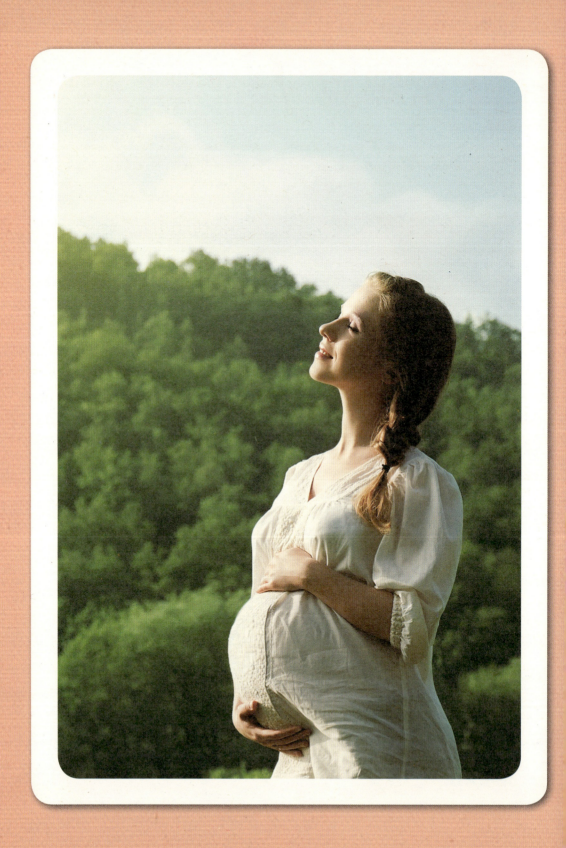

Part4

倒数小天使的降临！
升级大肚婆的孕晚期

终于来到了孕晚期，
开始倒数与小天使见面的日子了！
这一时期胎宝宝的体重增加很快，
升级为大肚婆的孕妈咪需要增加很多营养，
以满足他骨骼、肌肉以及大脑的发育需要。
与此同时，
胎宝宝体内的钙、铁等无机盐也有一定量的储存。
因此，
孕妈咪要继续补充营养，安心待产哦！

孕晚期的注意事项

怀孕第29周

孕妇的生理代谢与普通人不同，孕晚期要格外注意。

怀孕晚期饮食搭配重点

怀孕晚期，即7个月以后，胎儿的体重增加很快，如果营养跟不上，孕妇往往会出现贫血、水肿、高血压等并发症。这一时期孕妇需要补气、养血、滋阴，营养增加总量为孕前的20～40%。

要想达到以上标准，怀孕晚期孕妇就要注意平衡膳食。植物性食品——也就是素食，一般含维生素营养的物质较多。但是这类食品普遍缺乏一种叫"牛磺酸"的营养成分。人类需要从外界摄取一定量的牛磺酸，以维持正常的生理功能。如牛磺酸对儿童的视力有重要影响，如果缺乏牛磺酸，儿童视网膜电图检查会出现异常。动物食品大多含有牛磺酸，为确保充足的摄取，应吃动物性食品。

因此，孕妇所吃的食物品种应多样化、粗细粮搭配、主副食搭配，且这种搭配要恰当。副食品可以选择：牛奶、鸡蛋、豆类制品、禽类、瘦肉类、鱼虾类和蔬果类。总而言之，孕妇不能挑食；还要适当补充铁，防止贫血；补充钙、磷等有助于胎儿骨骼及脑组织发育；补充钙质可经常吃些牛奶、豆制品、骨头汤，和小虾皮等。

准妈妈不宜食用糯米甜酒

某些地方有给孕妇吃糯米甜酒的习惯，认为其具有补母体、壮胎儿的作用，实际上，糯米甜酒也是酒，也含有酒精，吃糯米甜酒和饮酒一样，只是糯米甜酒的酒精浓度比普通酒低，即使只含微量酒精，也可以透过母体进入胎儿体内。这是因为酒精可随血液循环到达胎盘，而胎盘对酒精又没有吸收能力，酒精就会透过胎盘进入胎儿体内，影响细胞的分裂过程，进而影响胎儿的大脑，或其他器官的发育，导致各种畸形的发生。

常见的有大头畸形、智力低下、心脏，或四肢先天畸形等。对于母体来说，本身孕期肝脏、肾脏的功能负担就加重，而酒精在体内主要是透过肝脏的降解，由肾脏排出体外。在孕期摄取酒精，无疑会加重肝脏和肾脏的负担。再者，酒精对孕妇的神经，和心血管系统也是有害无益。糯米甜酒虽然只含有少量酒精，但也会对孕妇和胎儿造成损害，所以孕妇不宜食用糯米甜酒。

孕妇长青春痘的原因

受荷尔蒙分泌的影响，皮脂腺分泌量增加，是怀孕期间的正常现象，但这样会使大多数准妈妈感觉脸上较油，一些准妈妈脸上，甚至前胸、后背因为毛细孔阻塞、细菌滋生而产生青春痘。

怀孕晚期阴道出血主要原因

妊娠晚期阴道出血，即指妊娠28周后的阴道出血，其常见的原因为前置胎盘和胎盘早期剥离。前置胎盘的主要特征是：在妊娠晚期有无原因、无腹痛、反复发生的阴道出血，或一次多量出血。引起妊娠晚期阴道出血的原因，还有胎盘早期剥离，在胎儿娩出前，正常位置附着的胎盘从子宫壁分离，也是妊娠晚期发生伴有腹痛的阴道出血的一种急症。子宫颈病变，如子宫颈息肉、糜烂、子宫颈癌等。

发生妊娠晚期阴道出血后，要及时到医院请医生进行诊断、治疗，必要时，以手术抢救，以免造成严重后果。

怀孕晚期要尽量避免性生活

这时候孕妇的腹部突然膨胀起来，腰痛、懒得动弹、性欲减退，此阶段胎儿生长迅速，子宫明显增大，对任何外来刺激都非常敏感。子宫在怀孕晚期容易收缩，因此要避免给予机械性的激烈刺激，夫妻间应尽可能停止性生活，以免发生意外，尤其是临产前4周，或前3周时必需禁止性行为。

因为这个时期胎儿已经成熟，为迎接胎儿的出世，孕妇的子宫已经下降，子宫口逐渐张开。如果这时性交，羊水感染的可能性更大。调查证实，在产褥期发生感染的妇女，50%在妊娠的最后4周性交过。如果在分娩前3天性交，20%的妇女可能发生严重感染。

感染不但威胁即将分娩的产妇安全，也影响胎儿的安全，可使胎儿早产。而早产儿的抵抗力差，容易感染疾病，即使不早产，胎儿在子宫内也可以受到母亲感染疾病的影响，身心发育也会受到影响。对于先生来说，目前是应该忍耐的时期，只限于温柔地拥抱和亲吻，禁止具有强烈刺激的行为。

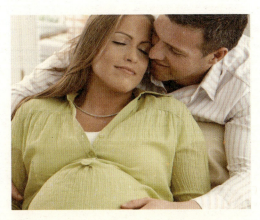

准爸爸的从旁协助

准妈妈马上就要进入怀孕晚期，腹部迅速增大，很容易感到疲劳的准妈妈还会出现脚肿、腿肿、静脉曲张等状况，感到不适。准爸爸在怀孕晚期的3个月里，应该更加地体贴妻子。一般来说，孕妇每天至少应保持8小时的睡眠，注意睡眠品质，睡得愈沉愈香越好。

双胞胎妊娠的注意事项

双胞胎妊娠一次可有两个可爱的小宝宝，但母体一般早孕反应较重、持续时间较长，下肢水肿及静脉曲张易发生妊娠高血压，羊水过多，出现贫血等。分娩时，可导致产程延长、胎盘早期剥离、产后出血、新生儿死亡率高、胎位不正、脐带脱垂、难产等。

双胞胎妊娠要注意加强营养及休息。双胞胎所需要的营养较单胞胎多，血容量较单胞胎者明显增加，所以极易发生贫血，孕妇应尽可能多吃营养食品，特别是含铁剂的食物，适当补充铁剂，预防贫血。还要特别注意饮食调节，限盐和睡眠充足，以确保身体健康。

应定期做产前检查，加强产前检测，孕期B超注意两个胎儿生长的大小是否一致。这样有利于医生及早发现异常，并给予适当处理。双胞胎易发生早产，所以应提前住院待产，以免发生意外。

双胞胎一般可经阴道分娩，少数情况，由于子宫过度膨胀引起收缩力差，发生产后出血、胎位不正时，需剖腹分娩。

准妈妈长青春痘，要注意以下几点

1. 保持脸部及全身清洁

洗脸、洗澡时，应轻轻揉擦、按摩患处，使毛细孔保持通畅。

2. 讲究饮食

多吃蔬菜、水果等富含维生素的食物，少吃油炸、辛辣等食物。

3. 使用合适的化妆品

有些准妈妈为遮掩青春痘，会在脸上涂上厚厚的粉底，这样会加重毛细孔堵塞，这是一种错误的做法。准妈妈应选择合适、清爽的护肤品，保持毛细孔的透气性。

4. 养成良好的洗脸习惯

不要用手挤压青春痘，这样会加重青春痘的感染，应养成早晚洗脸的好习惯。

准爸爸的从旁协助

如何让孕期的睡眠达到一定的时间和深度呢？首先，应保持室内安静和空气新鲜，卧具要整洁、舒适。为了提前酝酿睡眠，准爸爸要提醒准妈妈注意以下事项：

1. 睡前2小时内，不要大量吃喝，不要饮用刺激性饮品，睡前不要做剧烈运动，避免过度兴奋、劳累。
2. 用温水泡脚，或冲个热水澡，且排空膀胱。
3. 孕育宝宝应做到"有难同当"，可以陪她聊聊天，或为她做按摩：用双手食指推抹其前额30次左右，或用拇指推擦太阳穴50次等。

试一试，这些方法都可以帮她解除失眠的烦恼。另外，还可以让她与其他准妈妈，或有经验的妇女多交流，学习实战经验。这样可以让她加强自信，摆脱烦恼，进而确保睡眠，促进健康。

怀孕第30周 准妈咪的生理及心理调适

准妈妈出现任何生理及心理不适时,应及时就医。

准妈妈不可多吃荔枝

荔枝富含糖类、蛋白质、脂肪、钙、磷、铁,及多种维生素等营养成分,可消食化滞。孕妇吃荔枝,每次以100克为宜,如果大量食用,会引起高血糖,如果血糖浓度过高,可导致糖代谢紊乱,使糖从肾脏排出而出现糖尿,反复多量吃荔枝,会让血糖浓度持续增高,这样易导致胎儿巨大,容易并发难产、滞产、死产、产后出血及感染等。对于准妈妈而言,荔枝要适量食用。

妊娠晚期准妈妈的心理调节

妊娠30周,孕妇在体力、情感、和心理状态方面,开始经历一个异常脆弱的时期。胎儿愈发变得珍贵,孕妇担心各方面的危险会给胎儿带来伤害,害怕身体变化,使自己保护胎儿的能力减弱,处处显得小心翼翼,大部分时间待在家里,并要求先生更多留在身旁保护她。

妊娠晚期阶段,孕妇迫切期待分娩以终止妊娠,同时伴随矛盾心理,尤其关于分娩的种种传说,包括分娩的危险,均可能加重恐惧心理。复杂的心理活动常常扰乱正常睡眠,作梦增多。

给准妈妈的温馨呵护

由于腹部增大以及自身体重的增加,活动愈来愈不方便,有的孕妈妈拒绝一切活动,也不注意自己的个人卫生。其实,这样极端的行为是不好的。只要妳处处小心,防止摔倒,做一些简单的家务或轻量的运动,对自身和胎儿的发育都是有利的。这个时期会有早产、妊娠毒血症、胎位不正等异常情况的出现,孕妈妈一定要按时到医院接受检查,以及时发现异常情况,并采取有效措施。

由于孕妈妈的身体变得愈来愈笨重,洗澡也有很多不便,但不能因此就随意对待洗澡的问题。孕妈妈最好采取淋浴,尤其是到了妊娠后期,坐浴可能会引起早产。

孕期第30周胎儿生长

胎儿现在约重1,500克,身长约440公厘。男孩的睾丸这时正从肾脏附近的腹腔、沿腹股沟向阴囊下降;女孩的阴蒂已突出。胎儿头部还在增大,而且大脑发育非常迅速,神经系统已经发达到一定程度。皮下脂肪继续增长。

胎儿大脑和神经系统发育

胎儿期神经系统发育得很早。孕妇怀孕的前12周，是神经系统雏形分化建立的关键时期；怀孕20周左右，胎儿大脑在组织形态上开始迅速发育；到怀孕28周时，脑细胞分裂达到第一个高峰。从怀孕28周至分娩，胎儿脑细胞的数量、体积，以及脑皮质沟回的形成，十分显着而迅速。

在每个阶段都可以用特定的方式，去刺激胎儿大脑的生长发育。此期间就可以教胎儿数数，教胎儿识别颜色，以及和胎儿聊天等，来刺激大脑神经系统发育。

教胎儿数数

在怀孕晚期胎教中，可以教宝宝数数。父母与腹中的胎儿对话，是一种积极有益的胎教手段，虽然胎儿听不懂内容，但胎儿能够透过听觉，听到父母的声音和语调，感受到来自父母的呼唤。用语言刺激胎儿听觉神经系统及其大脑，对胎儿大脑发育无疑是有益的。

教胎儿数数，发出一个声响说"1"，发两个声响说"2"……发出声响时，要注意节奏，要按一个节奏规律进行，如"1"→"X"；"2"→"XX"；"3"→"XXX"；"4"→"XXXX"……教胎儿数数，不能操之过急，要循序渐进，每次数数都要从"1"开始，数数不能太多，声响不能太大，用琴声更好。

适合的胎教方式

此时腹中的胎儿已经能听到母体内外的各种声音，并且已经具有记忆能力。胎儿期留下的某些记忆，可能会对孩子将来的一生产生影响，因此怀孕期间，常与胎儿说话非常重要。与胎儿谈话的内容可以是非常丰富的，日常生活中，每天从早到晚，夫妻俩的工作、学习、家务，心里的所想、所感都可以与胎儿进行交谈，还可以特意为胎儿阅读儿童故事、幼儿英语等。

总之，可以一边做事，一边与胎儿交流，让胎儿参与到你的日常生活，培养其对外界的感受力和想像力，增进母子间感情的交流，使胎儿对父母产生信赖感。当孩子出生后，听到熟悉的声音会有安全感，比较容易安静下来，容易与周围环境进行交流。

爸爸的抚摸很重要

胎儿与父母之间是相互依恋的。抚摸是父亲与宝宝沟通非常好的方式：既可以刺激宝宝的触觉，又能促进宝宝感觉器官及大脑的发育。抚摸宝宝还会给一家三口带来无穷的乐趣。在抚摸宝宝的同时，夫妻可以一边谈心，一边和宝宝轻轻说话，让宝宝感觉一种温馨的家庭氛围。抚摸可以选择在晚上睡前，妻子仰卧、放松，先生双手放在妻子腹壁上捧住胎儿，从上往下，从左至右，反复10次。

多吃可以减轻水肿的食物

有些准妈妈在这一时期已经开始出现水肿,许多食物具有一定的利尿作用,食用后,可以去除体内多余的水分。水肿的准妈妈不妨尝试以下的食物,这些食物既可以提供各种营养素,同时,又不会出现服用利尿药物后,对孕妇和胎儿产生的不利因素。

1. 鲫鱼

鲫鱼是一种益脾胃、安五脏、利水湿的淡水鱼,可以消除妊娠水肿。鲫鱼肉是高蛋白、高钙、低脂肪、低钠的食物,经常食用,可以增加准妈妈血液中蛋白质的含量,改善血液的渗透压,有利于合理调整体内水的分布,使组织中的水分回流进入血液循环中,进而达到消除水肿的目的。

2. 鲤鱼

有补益、利水的功效,准妈妈常吃,可以补益强壮、利水祛湿。鲤鱼肉中含有丰富的优质蛋白质,钠的含量也很低,准妈妈常吃可消肿。

3. 冬瓜

具有清热泻火、利水渗湿、清热解暑的功效,可提供丰富的营养素和无机盐,既可泽胎化毒,又可利水消肿,准妈妈可以常吃。素烧茄子、什锦五香黄豆、鲜蘑豆腐汤、红枣鸡蛋汤、红烧蹄筋、鲫鱼汤、香菇炒菜花、红烧鲤鱼、荠菜粥、豆腐熬鲤鱼、红豆米饭……这些都能帮孕妇消除水肿,而且清淡可口。

准妈咪洗澡须小心

女性的阴道保持着一定的酸度,防止病菌的繁殖。但是,女性在怀孕后,体内的雌激素和黄体素的分泌变化,导致阴道上皮细胞的脱落大于生长,阴道内的酸性环境改变,因此对病菌的杀伤力降低。如果孕妈妈采取盆浴,病菌可能透过阴道逆行感染,引起子宫颈炎、腹腱炎,子宫感染细菌会影响胎儿的安全。由于孕妈妈行动不便,进出浴缸都很不方便,也会增加了滑倒的机率。而且浴室一般较狭窄,物品多。如果滑倒,孕妈妈的腹部很可能受到撞击,造成流产或早产等严重后果。这个时期的孕妈妈还应该确保充足的睡眠,只有这样,胎儿才能有充足的时间休息,并促进体内激素的分泌。

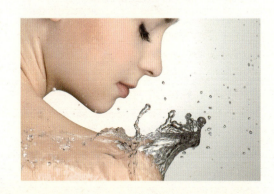

给准爸爸的小叮嘱

到了妊娠晚期,妻子的身体变得愈沉重,同时又要面临不久后分娩的紧张,心理负担自然就加重。此时准爸爸除了照顾好妻子的食衣住行外,还应该多关心妻子的心理健康,帮助妻子缓解心理压力,使妻子的身心都保持健康。

怀孕第31周 丰富有趣的孕晚期胎教

此时胎儿的感官都已发育成熟，视觉、听觉、触觉等都已具备，准妈妈可以进行图形教育。

妊娠8个月的营养胎教

此时各种营养素大致与怀孕中期相同，可略增加。由于此时正是胎儿脑细胞，和脂肪增殖的敏感期，所以更要注意补充含蛋白质、磷脂和丰富维生素的食品，以促进胎儿智力的发育。对脂肪和糖类食品要限制，以免热量过多，使胎儿长得过大，影响分娩。

此时，大量孕激素使胃肠平滑肌松弛，肠蠕动变慢，水分被肠壁吸收较多，所以常引起便秘。因此多吃粗纤维、新鲜蔬果类，少吃或不吃不易消化、油炸的、易胀气的食物，如番薯、炸薯条等。

此外，这期间要多吃核桃、花生、芝麻、葵花子等食品。这些食品富含不饱和脂肪酸，可减少日后小儿皮肤病的发病率。多吃肝、木耳、青菜、豆豉等富含维生素B_{12}、叶酸的食物，可减少出生后发生贫血。妊娠8个月时，常出现肢体水肿，因此要少饮水，少吃盐。其次，要选富含B族维生素、维生素C、维生素E等食物，增加食欲，促进消化，有助利尿和改善代谢。

因此，孕妇所吃的食物品种应多样化、粗细粮搭配、主副食搭配，且这种搭配要恰当。副食品可以选择：牛奶、鸡蛋、豆类制品、禽类、瘦肉类、鱼虾类和蔬果类。

妊娠8个月的识字胎教

教胎儿识字也是一种行之有效的胎教方法。虽然这种方法至今仍没有令人满意的科学验证，但这种方法，起码对于集中孕妇注意力，使其透过眼、耳、口、手等器官的刺激，专注、认真地观察、讲解和学习，对胎儿发挥潜移默化的影响。方法如下：首先，制作一些卡片，把数字和一些笔划简单、容易记忆的字制成颜色鲜艳的卡片，卡片的底色与卡片上的字，分别采用对比度鲜明的不同颜色，如黑和白，红和绿等。总之，应鲜明醒目，一目了然。其次，训练时，母亲应全神贯注，两眼平视卡片上的文字，一边念，一边用手沿着字的轮廓反复描画。

踢肚游戏胎教法

踢肚游戏是在准妈妈感觉到宝宝踢肚子时，轻轻拍打踢肚的部位，等待胎儿再踢。如果每次妈妈拍的部位都不同，宝宝回踢的位置也会随之变化，这样能训练宝宝的反应能力，促进神经系统传导通路的建立，并能增加宝宝的体质。根据调查显示，使用这种胎教方法生出的宝宝，灵活性和语言能力都很强。但有过流产史和早期子宫收缩的孕妇不宜使用，以免发生意外。

看电视是胎教吗?

很多孕妇认为,看电视既有声音又有图像,是一种变相的胎教方法。事实上,这种想法是错误的。长时间看电视,对孕妇和胎儿都会造成不良影响。电视机的萤幕在高压电源激发下,向萤光幕连续不断地发射电子流,进而产生对人有影响的高压静电,并释放大量的正离子。

正离子可以吸附空气中带负电的尘埃和微生物,附着在皮肤上,特别是使孕妇的皮肤产生炎症。此外,萤光幕上还能产生波长小于400微米的紫外线,由此产生臭氧,当室内臭氧达到1%的浓度时,可引起咽喉干燥、咳嗽、胸闷、脉搏加快等,就会影响孕妇和胎儿的健康。

妊娠8个月的图形胎教

用鲜艳的彩色纸版剪成几个不同颜色的正方形、长方形、三角形、圆形等图片,准妈妈深情地告诉胎儿:"宝宝,你看妈妈手里拿的是黄颜色的正方形,正方形是四个边一样长,四个角都是直角,你看我们家的餐桌是正方形的,再看电视机也是正方形的。宝宝,你再看这个,这是绿颜色的长方形,长方形是两个边长两个边短,四个角也都是直角。你看客厅里放的茶几,书房里的书桌,它们的桌面都是长方形的。"然后把三角形和圆形也都这样讲一遍,胎儿边听边受母体脑波的刺激,就会初步记得这几个形状的特点,达到胎教的目的。

妊娠8个月的故事胎教

为胎儿说故事,是一项不可缺少的胎教内容,说故事时,孕妇应把腹内的胎儿当成一个大孩子,亲切的语言,透过语言神经传递给胎儿,使胎儿不断接受客观环境的影响,在不断变化的文化氛围中发育成长。讲故事既要避免尖声尖气的喊叫,又要防止平淡乏味的读书,方式可以根据孕妇的具体情况而定,内容由母亲任意发挥,也可以读故事书,最好是图文并茂的儿童读物,还可以为胎儿朗读一些儿歌、散文等。内容不应长,要生动有趣,切忌引起胎儿的恐惧、惊慌。

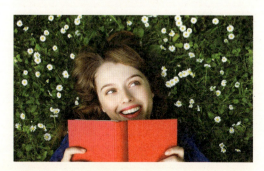

准爸爸要给胎儿"刺激"锻炼

胎儿发育需要一个适宜的环境,更需要各种刺激和锻炼。所以一些与精神活动有关的刺激和锻炼对宝宝非常重要。准爸爸可与妻子开适度的玩笑,使妻子的感情更丰富;陪妻子观看喜欢的影剧;让妻子与久别的亲人重逢;让妻子参与社交并和邻里接触;陪妻子做短程旅游等。总之,让她的情绪出现短暂的、适度的变化,为未出世的孩子提供丰富的精神刺激和锻炼。

饮食搭配促进胎儿牙齿发育

由于孕期营养的特殊性，孕妇应该尽可能合理进行饮食搭配，以确保合理、充足的营养，促进胎儿的健康发育。随着妊娠的进展，胎儿对母体各种营养物质的需求量不断增加，其中，钙的需求增加表现得很明显。胎儿牙齿的钙化速度，主要在妊娠晚期增快。至出生时，全部乳牙均在牙床内形成，第一恒牙也已钙化。胎儿时期钙、磷的摄取量，对其一生中的牙齿整齐、坚固，发挥很大的决定作用。

孕妇在日常膳食中，如果未根据胎儿发育的生理规律，来合理进行饮食搭配，饮食中钙、磷供给不足，很可能会影响胎儿牙齿发育。为促进胎儿牙齿发育，孕晚期妈妈可吃富含钙、磷的食物。富含钙的食品有牛奶、蛋黄、海带、虾皮、白木耳、大豆及其制品，含磷丰富的食品，有动物瘦肉、肝脏、奶类、蛋黄、虾皮、黄豆、花生仁等。

准妈妈吃甲鱼有好处吗？

甲鱼又称"鳖"，不仅含有优质丰富的动物蛋白质，具有很高的营养价值，味道鲜美，而且甲鱼壳还是名贵的中药材。但是甲鱼并非人人都能吃，尤其是孕妇。中医理论认为，甲鱼具有滋阴养血、软坚散结的作用，适用于阴虚内热的人食用。而久病体虚、阳虚怕冷、消化不良、食欲不振者均应慎食；脾虚、湿重、孕期，及产后泄泻的人也不宜食用，因食后易引起胃肠道不适。有的人吃甲鱼后还会产生过敏反应，出现皮肤瘙痒和德国麻疹块，重者还会出现胃肠道平滑肌痉挛，引起腹腔痛、腹泻。如果吃甲鱼的同时还喝酒，易使甲鱼中的蛋白质分解产生的蛋白胨，透过肠黏膜而引起全身性的过敏反应。

妊娠合并慢性肾炎、肝硬化、肝炎的孕妇，如果服用甲鱼，还有可能诱发肝昏迷。所有这些都说明，孕妇绝对不宜多吃甲鱼，更不能一次吃得太多，在怀孕晚期时也不宜食用，以免使消化功能受到损害。

准妈妈不宜喝纯净水

纯净水是经过多次过滤，基本除去饮水中不该含有杂质的水，但这种水同时也失去天然水中含有的各种元素。当纯净水进入人体后，会冲淡血液中的离子浓度，这时神经系统和激素会做出反应，肾脏在接到来自体内激素的讯号后，会迅速地调整它的排泄与重吸收功能，排除多余的水，以维持血液中离子浓度的稳定。但由于过多水的排出，使人体又处于缺水状态，出现口渴，这样就容易出现上厕所又口渴的不良循环，因此，准妈妈尽量不要喝纯净水。

怀孕第32周

孕晚期准妈咪的不适症状

孕晚期孕妇的体重逐渐增加,腿部的肌肉经常处在疲劳状态。

真菌性阴道炎反复发作要戒糖

真菌性阴道炎反复发作,不但与孕妇身体的抵抗力下降有关,还与其平时喜好吃甜食密切相关。如果真菌性阴道炎反复发作,要暂时"戒糖"。实验证明,许多真菌性阴道炎反复发作的患者都喜欢吃甜食。一些孕妇喜欢吃零食,如糖果、巧克力,和可乐等高糖饮料,甚至在做菜时也要放糖。

由于真菌喜欢甜的环境,如果经常吃糖,就会给真菌创造生长、繁殖环境,而导致真菌性阴道炎。由于这些孕妇平时喜欢吃糖,又特别爱吃甜食,即便是一段时间真菌得到抑制,但由于甜的环境仍然存在,阴道上皮还会积聚糖原物质,使真菌死灰复燃,滋生繁殖,引起阴道炎反复发作。

准妈妈不宜吃腌渍蔬菜

很多准妈妈由于孕期食欲不好,都喜欢吃腌渍的蔬菜来开胃,例如,腌萝卜、腌雪菜等。事实上,准妈妈吃腌渍的蔬菜是非常危险的。腌渍蔬菜大都含有一种被称为"硝酸盐"的化学物质。由于蔬菜不立即食用,就会被大肠杆菌、产气杆菌等细菌污染,这些细菌中含有还原酶,在它的作用下,腌渍蔬菜中的硝酸盐转变为亚硝酸盐。

当准妈妈食用含有亚硝酸盐的蔬菜后,亚硝酸盐就会与红血球中的血红蛋白结合,形成高铁血红蛋白。而高铁血红蛋白不能承担氧气和二氧化碳的运输任务,最终导致缺氧,这样会导致准妈妈头晕、呕吐、腹痛、腹泻等。亚硝酸盐与人体血红蛋白结合得愈多,准妈妈体内缺氧就愈明显,严重时,会直接影响到宝宝。

准妈妈半夜抽筋怎么办?

怀孕后,身体对钙的需要大增加,钙补充不足,也是抽筋的一个原因。未孕妇女平均每天需要600毫克的钙,怀孕后,尤其在怀孕晚期,每天钙的需要量增为1,200毫克,这时如在饮食等方面不给予特别注意,很容易造成钙的不足。也有部分抽筋的问题来自于睡眠姿势。另外,也可能和局部血液循环、血液酸碱度平衡有关。

孕妇长青春痘的原因

研究显示,细菌性阴道炎使孕妇妊娠失败率增加3～5倍。英国妇产科专家最近指出,在妊娠中期治愈孕妇细菌性阴道炎,有助于降低早产机率。

何时该预防早产？

妊娠28周以上、37周以内的自然产称为早产，在此期间出生的婴儿体重，在1公斤以上、2.5公斤以下，身体各器官尚未成熟的新生儿称为"早产儿"。发生早产，孕妇方面的原因有：有急、慢性疾病，妊娠并发症，如胎膜早破、前置胎盘、胎盘早剥等，子宫畸形，腹部猛烈外伤或腹腔内手术操作等，或者孕妇吸烟、酗酒、吸毒。

此外，发生早产还有胎儿及胎盘方面的原因。有流产史、早产史或本次妊娠有过流血史的孕妇容易发生早产。出现早产症状应马上就医。如果孕龄不足35周，有子宫收缩而未破膜者，应卧床休息，取左侧卧位可减少子宫收缩。对于妊娠37周以上的孕妇，不论破膜与否均为自然临产。孕妇应注意平时充分休息，加强孕期检查，积极预防早产的发生。

皮肤过度瘙痒怎么办？

孕期出现皮肤过度瘙痒，主要是由以下原因引起的：

1. 妊娠期肝内胆汁瘀积症

孕妇体内雌激素和孕激素分泌增加，引起胆道平滑肌松弛，胆汁不能顺利排入肠道，肝脏瘀胆，胆汁中的胆红素和胆盐经肝窦状隙回流入血，随循环带到全身。超标的胆红素可引起胆红素血症；胆盐则刺激皮肤神经末梢引起瘙痒，皮肤痒可外用炉甘石洗剂，严重瘙痒并伴黄疸者，可用消胆胺治疗。妊娠期肝内胆汁瘀积症可影响胎盘供血，影响胎儿正常生长发育，应及时去医院就诊。

2. 糖尿病

皮肤瘙痒是糖尿病常见的一种并发症，与血糖控制不好有关，所以良好的血糖控制是治疗本病的关键。

3. 皮肤过敏

皮肤过敏包括药物过敏、食物过敏、接触性过敏等。由于妊娠的特殊时期，先不考虑内服抗过敏药物，寻找并停止继续接触过敏源是关键。孕妇可以仔细回想这些因素：出现皮肤瘙痒的时间，什么时候瘙痒加重，什么时候有所减轻，然后根据不同的情况采取措施，如果瘙痒仍无法解缓，且影响日常生活，则需求助医生。

准妈咪的身体改变

准妈妈的体重，每周大约增加500克，此时准妈妈会感到很疲劳，休息不好，行动更加不便，食欲因胃部不适也有所下降。阴道分泌物增多，排尿次数也增多，子宫每日有几次发硬为"生理性子宫收缩"。

解缓准妈妈腰背痛的方法

妊娠期间腰背韧带变软并具有伸展性，为妊娠及分娩时的身体变化做准备。当弯腰时，关节韧带被拉紧，就能感觉到背痛，随着胎儿的长大，脊椎弯曲度增加，在弯腰时，更容易出现腰背部痛。透过以下方式可以避免或减轻腰背痛：

1. 避免提重物。

2. 当要从地上捡或提东西时，弯曲膝盖，并保持背部挺直。

3. 当必须提重物时，尽量将物体靠近身体。

4. 转身时，不要只扭动腰部，而应该移动脚步。

5. 穿平底鞋，这样可以使身体的整个体重在足部均匀支撑。

6. 不要采用弯腰的姿势工作。

7. 在拎东西时，要保持两只手的重量基本相同。

8. 坐的时候背部要挺直并且有靠背。

罹患阴道炎怎么办？

女性在怀孕期间激素水平升高，分泌物也增加，阴道的酸碱度改变，阴道内的细菌也随着环境的改变而滋生，其中真菌性阴道炎在孕妇中较为常见。孕妇一旦发现白带异常，应及时就诊治疗。

真菌性阴道炎为常见的阴道炎，多由白色念珠菌引起。外阴瘙痒或灼痛为主要症状，急性期白带增多，呈乳凝块或豆腐渣状。它不仅可引起孕妇瘙痒难忍，阴道分泌物增多，临产后，胎儿透过产道可感染，引起鹅口疮。

真菌性阴道炎的治疗，首先应注意外阴部清洁，避免交叉感染。可用肥皂水冲洗外阴部，改变阴道酸碱度，使其不利于真菌生长。孕期治疗中禁止性交，每日更换洗净消毒的内裤。

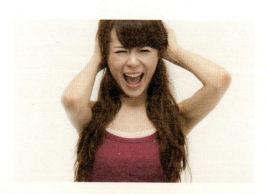

准妈妈不可去 KTV

虽然 KTV 是个充满音乐的地方，但并不适合胎教，准妈妈应避免去 KTV。因为一般歌厅的包厢空间都比较狭小，为了隔音，装修得比较密闭，所以通风条件很差。KTV 等娱乐场所的人口相对密集，空气通常都很浑浊，孕妈妈感染风疹病毒的可能性会增加。在包厢里待一会儿，人就会感到缺氧而头晕。腹中的宝宝长时间处于缺氧状态的话，会出现子宫内窘迫，甚至造成胎死腹中的现象。高分贝的音乐会使胎儿发育尚未完全的听觉神经受损，甚至还会伤害脑细胞，孩子出生后可能出现听觉不好，甚至因脑细胞受损而降低智力。

怀孕第33周

准妈咪不可忽视的事

> 这周准妈妈可以吃营养丰富的海洋食物。

预产期前要补充维生素K

维生素K是一组化学物质，能被人体利用，产生血浆中的凝血物质。维生素K还是影响骨骼，和肾脏组织形成的必要物质，主要参与凝血因数的合成，有防止出血的作用，因此，维生素K有"止血功臣"的美称。它经过肠道吸收，在肝脏生产出凝血酶原，及凝血因数而发挥凝血功效。若孕妇（一般指患有肝病的孕妇）维生素K吸收不足，血液中凝血酶原减少，易引起凝血障碍，发生出血。

孕妇妊娠期如果缺乏维生素K，就会增加流产的机率。胎儿即使存活，孕妇也会由于体内凝血酶低下，易发生生产时大出血。因此，孕妇应注意摄食富含维生素K的食物，以预防产后新生儿因维生素K缺乏而引起的颅内、消化道出血等。所以孕妇在预产期前一个月，尤其要注意每天多摄食富含维生素K的食物，例如，菜花、白菜、菠菜、菜心、芜菁叶、干酪、肝脏和谷类食物等，必要时，可每天可口服维生素K。这样可以预防产后出血，及增加母乳中维生素K的含量。

妊娠晚期治疗水肿有妙方

孕妇由于下腹静脉受压，血液回流受阻，在妊娠后期，常出现妊娠水肿。此时，可用冬瓜和西瓜来治疗，冬瓜富含糖类、淀粉、蛋白质、脂肪、胡萝卜素、钙、磷、铁，以及多种维生素等，其肉质细嫩，水分丰富，性寒味甘，有利尿消肿、消暑解闷、解毒化痰、生津止渴功效。对妊娠水肿及各种原因引起的水肿、肝炎、肾炎、支气管炎食疗效果好。

取鲜冬瓜500克，活鲤鱼1条，加水煮成冬瓜鲜鱼汤，可治妊娠水肿，及小便短赤。西瓜瓤多汁甜，营养丰富，富含水分、果糖、维生素C、钾盐、苹果酸、胺基酸、胡萝卜素等营养成分，具有清热解毒、利尿消肿的作用，《本草求真》论西瓜，"能引心胞之热，下入小肠膀胱而出，令人心胸顿冷，烦渴冰消"。

准爸爸要耐心听妻子的倾诉

到了怀孕晚期，准妈妈可能会减少睡眠，一夜醒来好几次。她反复折腾时，会把你吵醒，这时，你千万不要发脾气，而是应该坐起来陪她聊聊天，听听音乐。怀孕期间妻子常多梦，而这些梦总与怀孕、孩子性别有关。准爸爸要认真听她倾诉，也要积极回应她的猜想，并且安慰她，无论男孩女孩你都会喜欢，让她放轻松。

这个阶段准妈妈的营养重点

海洋食物富有脂肪、胆固醇、蛋白质、维生素A和维生素D，对胎儿眼睛、皮肤、牙齿，和骨骼的发育非常有好处，根据研究，海鱼中含有大量的鱼油，而且这种鱼油具有促进新陈代谢正常进行的特殊作用。海鱼还可以提供丰富的矿物质，如镁、铁、碘等元素，它对促进胎儿成长有良好的作用。除此之外，海鲜还具有低热量、高蛋白的特点。因此准妈妈可以适当多吃。

妊娠晚期较好的睡眠姿势

妊娠晚期孕妇，每天中午最好有2小时的午睡时间，但不要睡得太久，以免影响晚上的睡眠。研究显示，地球磁场对孕妇的睡眠有一定影响，孕妇采取头西脚东的睡眠方向，比其他方向睡得更香、更甜，婴儿的致畸率相对较小。妊娠20周后，子宫日益增大，骨盆腔左侧有乙状结肠，使增大的子宫不同程度地右旋。

增大的子宫压迫腹主动脉，使子宫动脉压力降低，影响子宫及胎儿的供血，还增加下腹动、静脉的压力，导致会阴静脉曲张和下肢水肿。左侧卧位时，可减轻腹主动脉压力，可改善孕妇心、肺、肝、肾的血流量，确保胎盘的血流通畅，给胎儿供血，所以怀孕晚期准妈妈以左侧卧位的姿势睡眠较好。

怀孕晚期为什么会有胃灼痛

到了怀孕晚期，孕妇没有早孕反应，胃口好，但是每餐后，总觉得胃部有烧灼感，有时烧灼感逐渐加重而成为烧灼痛。尤其在晚上，胃灼热很难受，甚至影响睡眠。这种胃灼热通常在妊娠晚期出现，分娩后消失。

怀孕晚期胃灼热的主要原因是内分泌发生变化，胃酸逆流，刺激食道下段的痛觉感受器引起灼热感。此外，妊娠时巨大的子宫、胎儿对胃有较大的压力，胃排空速度减慢，胃液在胃内滞留时间较长，也容易使胃酸逆流到食道下段。为了解缓和预防胃灼热，在日常饮食中应避免过饱，少食用高脂肪食物等，不要吃重口味或油炸的食品，这些都会加重胃的负担。临睡前，喝一杯热牛奶，是减轻胃灼痛的好办法。

特别提醒：未经医生同意，不要服用治疗消化不良的药物。

怀孕晚期为何气喘？

妊娠7个月后，由于增大的子宫，使横膈膜升高压迫胸腔，导致孕妇呼吸不顺畅，当孕妇用力做事，甚至讲话时，会感觉到透不过气来。分娩前1个月，当胎儿的头部进入骨盆时，气喘便可慢慢解缓。另外，贫血也会引起气喘，孕妇感到气喘时，就要多休息，夜晚睡觉时，可多加一个枕头，如果在上楼途中感到呼吸困难就蹲下来，用手握住楼梯扶手，会有所帮助。

孕期频尿怎么办？

孕妇小便增加，一般有两个原因，一是由于怀孕后，母体的代谢产物增加，同时，婴儿的代谢物也要由母体排出，因此大大增加肾脏的工作量，使尿量增加。二是由于妊娠晚期，胎儿的头下降压迫膀胱，使膀胱的容量减少，引起小便次数增多，总有尿不完的感觉，这就是频尿。

有些孕妇到了怀孕晚期常出现频尿的现象，这与母体肾虚、膀胱有热相关。此时如果孕妇仅仅是小便多，但不伴有发热、腰痛、尿混浊等症状，均为正常现象，不需要特殊处理。

等宝宝出生后，症状自然会消失，为了解除小便多的现象，可以适当控制水分和盐分的摄取。为避免在夜间频繁上厕所，可以从傍晚时就减少喝水，如果是排尿时出现尿急、尿痛，及尿色异常，虽然是泌尿系统的症状，但却不可大意，要尽早请教医生，不要延误治疗时间。

为何会漏尿？

妊娠末期，准妈妈大笑、咳嗽，或者打喷嚏时，会有尿液漏出，这是由于骨盆底肌肉的无力，以及生长中的胎儿压迫膀胱而引起。推荐的解决办法是：经常排掉小便，尽量控制水分和盐分。经常进行骨盆底肌肉的锻炼，另外，要防止便祕，避免提重物。

如果排尿时有疼痛，或尿混浊时，要及时找医生检查。由于怀孕期分泌物增多，特别容易造成外阴局部感染，使膀胱和尿道受到细菌的威胁，这时排便后，要注意用净水清洗肛门。

"糖妈妈"是不是容易生"巨婴"

孕妈妈患有糖尿病的话，容易生出巨大的新生儿，婴儿还会出现低血糖、呼吸困难、心脏疾病、大脑发育不全、畸形等。这是因为胎儿主要靠胎盘输送营养物质，如果孕妈妈的血液中含糖量过高，就会造成宝宝营养过剩，生长发育过快，比一般婴儿还要大，在医学上这被称为"巨婴"。"巨婴"容易出现胎死腹中的情况，即使存活下来，分娩时也会遇到困难，容易造成产伤。

胎儿吸收的血液中含糖量较高，为了调节血糖，胎儿体内会分泌较多降低血糖的胰岛素。出生后，由于高血糖的供应中断，但宝宝体内仍然在分泌过量的胰岛素，这就容易引起低血糖，时间久了会阻碍胎儿大脑的发育，所以，患有糖尿病的女性要控制血糖，在医生指导下怀孕。

准妈咪的分娩准备

孕妈咪可以为分娩做准备了，可练习分娩时的呼吸法、按摩、压迫法以及正确运用产力的方法等促进分娩顺利进行的辅助动作。

怀孕第34周 孕妈妈产前注意事项

越接近分娩,准妈咪的饮食要更加谨慎与小心。

鸭肉的食疗作用

大多数人在怀孕期间常吃鸡肉,但事实上,鸭肉的营养价值也非常高。鸭肉因性平和而不热,脂肪高而不腻。它富含蛋白质、脂肪、铁、钾、糖等多种营养素,有清热凉血、祛病健身功效。不同品种的鸭肉,食疗作用不同。

1. 青头鸭肉

通利小便、补肾固本。常吃可利尿消肿。对于各种水肿,尤其是妊娠水肿有很好的治疗作用。有慢性肾炎病史的孕妇常吃,可有效地保护肾脏。

2. 乌骨鸭肉

食用乌嘴、黑腿、乌骨的鸭肉,可以预防及治疗结核病,它可以抑制毛细血管出血,减少潮热咳嗽、咯血等症状。

3. 纯白鸭肉

可清热凉血,妊娠高血压者宜常食。

4. 老母鸭肉

生津提神、补虚滋阴、大补元气。对于舌干、唇燥、口腔溃疡等症有很好的食疗作用。

研究显示,鸭肉中的脂肪,不同于奶油或猪油,其化学成分近似橄榄油,有降低胆固醇的作用,对防治妊娠高血压症候群有益。

不要喝保温瓶中的隔夜水

日常的饮用水中都含有细菌,当水煮沸时,大多数细菌可以被杀灭。但开水储存在保温瓶中,放置较长的时间后,水温会下降,放置的时间愈长,温度下降愈明显。而在使用的过程中,空气中的细菌又会进入水瓶中,水瓶中的水被重新污染;有些保温性能不佳的水瓶,一夜之后,水温可能低于40℃,这样的温度非常适合细菌生长繁殖。

保温瓶内的水含有少量的硝酸盐,而细菌在生长过程中,会产生含氮的物质与硝酸盐结合,产生亚硝胺,对人体具有致癌作用。对于成年人来说,也许这种致癌作用需要较长的时间。但对于准妈妈来说,就要特别注意,因为这种亚硝胺一旦进入胎盘,就会对胎儿产生影响,所以要特别重视,不要喝保温瓶中的隔夜水。

> **准爸爸须知:陪妻子购置婴儿用品**
>
> 此时准爸爸应陪同妻子一起去挑选合适的摇篮,在宝宝房间,贴上可爱的壁纸,购买奶瓶等宝宝需要的物品,一定要共享互相陪伴的乐趣,和互相依偎的安静时光。

绿豆是准妈妈理想的食品

绿豆中赖胺酸的含量高于其他食品。赖胺酸是人体必需的胺基酸，是合成蛋白质的重要原料，可以提高蛋白质的利用率，进而增进食欲和消化功能，可促进发育、提高智力，长身高、增体重，所以被称为"营养胺基酸"。此外，绿豆还富含淀粉、脂肪、蛋白质、多种维生素及锌、钙等矿物质。中医认为，绿豆味甘、性寒，有清热解毒、消暑止渴、利水消肿功效，是孕妇补锌，及防治妊娠水肿的食疗佳品，因此孕妇不妨多吃绿豆制的食品。

怀孕晚期应该做哪些检查

怀孕晚期每2周1次产前检查，最后1个月每周1次，如有产科合并症或并发症者，需至少每周一次产前检查。怀孕晚期产前检查包括：

1. 例行检查

怀孕晚期常规的检查项目有：体重、血压、宫高、腹围、水肿检查、胎心多普勒听诊。体重，是每次孕期检查的必检项目，透过检查准妈妈的体重，可以间接检测到胎儿的成长。血压，也是每次孕期检查的必测项目，血压高是妊娠高血压疾病的症状之一，一般20周以后会发生，它将影响胎儿的发育成长。所以每一次检查都要量血压，看看是否在基础血压上有升高。

准妈妈的宫高、腹围，与胎儿的大小关系非常密切。到怀孕晚期透过测量宫高和腹围，可以估计胎儿的体重。所以做产前检查时，每次都要测量宫高及腹围，以估计胎儿在子宫内发育情况，同时，根据宫高妊娠图曲线，以了解胎儿子宫内的发育情况，是否生长受限或巨婴。怀孕后，尤其是怀孕20～24周以后，因为胎儿增大和羊水增多，子宫体对下肢血管的压迫，使下肢血液回流不畅，造成脉压增高，下肢容易出现水肿。这不是一种病症。但是水肿也是妊娠高血压症候群的表现之一，因此要区分清楚，是妊娠期的水肿，还是妊娠高血压症候群所引起的水肿。

2. 化验检查

化验检查包括：尿常规和血常规（根据医生的建议）。进入产科检查后，每次检查都要进行尿检，检查尿液中是否有蛋白、糖及酮体，镜检红血球和白血球，尤其是蛋白的检测，可以显示有没有妊娠高血压症候群等疾病的出现。有问题可根据情况及时处理，如有血尿的情况，就需进一步检查，是不是肾结石、膀胱结石等。

3. 辅助检查

辅助检查包括：骨盆内诊、心电图、B超（36周左右）。内诊也叫"阴道检查"，快到预产期时做，主要是对子宫颈、阴道、外阴部进行检查，从外而内，先是看外阴，然后检查阴道和子宫颈。

阴道内的检查，主要看是否有湿疣、静脉曲张、阴道畸形、阴道横隔、阴道纵隔、双阴道等与分娩相关的情况。孕晚期B超检查，主要看有没有脐带绕颈、胎儿的大小、胎盘位置，及羊水量。

住院待产的必备物品

准妈妈要做的临产准备工作包括：

1. 要准备2～3套小棉被、小夹被、小包布（1公尺见方）、小绒毯。

2. 准备奶瓶、奶嘴、奶锅、奶瓶刷和蒸锅等。

3. 新生儿房间要向阳、保暖、杂讯小、通气好；婴儿床的选择应经济、实用、安全。

4. 婴儿香皂、婴儿沐浴液、婴儿润肤乳、爽身粉（夏季备痱子粉）等；洗脸盆、洗澡用大盆、尿盆。

5. 洗澡专用毛巾，几条小方巾，供孩子吃奶、喝水时垫在下巴底下。

6. 准备好答录机、录音带，录下孩子可爱的童音。

7. 准备相机、录影机，把孩子影像保存起来；产妇用的牙刷、牙膏、2条洗脸毛巾、2条小毛巾、水杯、软底拖鞋、内衣内裤2套、哺乳胸罩、卫生纸巾、梳子、少许食品等。婴儿用的衣服1套、小被褥1条、小毛巾3条、尿布2包等，以及办理入院手续时所需的证件、《孕产妇保健手册》等。

不要喝放置时间过久的果汁

很多准妈妈喜欢喝果汁，并习惯在饮用时再加糖、蜂蜜，或柠檬等其他水果汁。但家庭自制果汁时，一定要注意：果汁需现榨现喝。因为水果在正常情况下，果肉被果皮包裹，这层果皮对果肉中的许多营养素具有一定的保护作用，特别是可以保护水果中的维生素C，避免被空气中的氧气所氧化。

一旦水果榨成汁，果肉的细胞膜就会被破坏，营养素很快因为氧化而失去其功能。另外，果皮除能保护果肉中的营养素不被氧化外，还有一个作用，就是防止空气和环境中的细菌污染。当水果被榨成果汁后，空气中的细菌随时都会进入果汁；水果在榨汁的过程中，如果果汁机清洗不干净，同样会有污染发生。这样有可能产生两种结果：一种是会产生急性亚硝酸盐中毒，因为水果与蔬菜一样，也含有一定量的硝酸盐，在细菌的作用下，也会产生亚硝酸盐。另一种是当细菌的数量，及毒素的浓度达到一定的含量后，会造成人体中毒，引起早产。

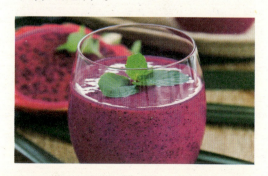

怀孕晚期准妈妈的心理问题

由于体型变化和运动不便，孕妇心理上产生一些变化，有许多孕妇会产生一种兴奋与紧张的矛盾心理，进而导致情绪不稳定、精神压抑等心理问题，甚至会因心理作用而感到全身无力。即使一切情况正常，也不愿活动。

提早解决产前问题

怀孕第35周

孕妈妈在怀孕后除了产检，在日常生活中时时刻刻都应该注意身体。

怀孕晚期更要注意按时用餐

用餐不规律，不但对胎儿没有好处，对孕妇也同样有害。在怀孕期间，胎儿完全依赖孕妇来获得热量。如果孕妇不吃饭，胎儿将得不到需要的营养，就会吸收孕妇自身所储存的营养，使孕妇的身体逐渐衰弱下去。

富锌食物有助自然分娩

研究显示，产妇分娩方式与其妊娠晚期饮食中锌的含量有关。锌的摄取量愈多，可能产力就愈好，锌是人体必需的微量元素，对人体机能有重要的作用。锌对分娩的主要影响是：可增强子宫有关酶的活性，促进子宫收缩，把胎儿驱去子宫壁。富含锌的食物有肉类、海鲜产品、豆类、坚果类等。特别是偏爱素食的准妈妈，肉类摄取很少，就会明显减少锌的获得量及利用率，所以素食准妈妈要用全谷类、豆类，及花生等食物，来增加锌的吸收，帮助自然分娩。

不要吃野生动物

很多人认为，野生动物的营养价值高，对滋补孕妇的身体很有好处。事实上，野生动物在野外生长，容易感染寄生虫，如囊虫病、旋毛虫病等，或携带各种病毒和致病菌，甚至有些病毒和致病菌还是未知的。特别危险的是，很多细菌被食用感染后，不能立即确诊，或者即使诊断后也没有特效药进行治疗，这样就会延误病情，对母体和胎儿都会产生不良影响。

另外，许多不法之徒获取野生动物的方法是采用毒药作为诱饵，毒药被动物误食后，吸收进入血液，产生毒性而致死。动物死后，这些毒药仍然存留在动物体内。在烹调过程中，许多毒药的毒性不但不会减弱，有时还会增强孕妇食之，可能导致流产，或更严重的后果。甚至毒素会传播到胎儿体内，对胎儿的生长发育造成影响，因此准妈妈不要吃野生动物。

准妈妈突然头痛怎么办？

这期间，准妈妈突然出现头痛，往往是子痫的前兆，尤其是有血压升高，或严重浮肿症状的准妈妈一定要重视。这可能是罹患妊娠高血压症候群，若不及时治疗，可能诱发抽搐，甚至昏迷，重者，危及母子生命。所以准妈妈一旦出现头痛，应立即去医院就诊。

准妈妈突然头痛怎么办?

这期间,准妈妈突然出现头痛,往往是子痫的前兆,尤其是有血压升高,或严重浮肿症状的准妈妈一定要重视。这可能是罹患妊娠高血压症候群,若不及时治疗,可能诱发抽搐,甚至昏迷,重者,危及母子生命。所以准妈妈一旦出现头痛,应立即去医院就诊。

孕妇爱穿先生的衣服

此时准妈妈的肚子愈来愈大,伴随着一系列适应性的生理变化,准妈妈常会有许多复杂而深刻的心理体验,在情感、兴趣、爱好和生活习惯等方面,也会发生微妙的变化,例如孕妇喜欢穿先生的衣服。

特别是在妊娠后期和临盆时刻,孕妇喜欢穿先生宽松的裤子和上衣。如果分娩刚好是在寒冷的冬季,那么先生厚重的棉衣、棉裤,就完全成为产妇专用的冬装。

1. 生理方面的原因

妇女怀孕后,子宫、乳房和全身其他器官,会发生一系列生理性变化。首先,是子宫的变化,在整个妊娠期间,随着胎儿的生长发育,子宫体逐渐增大,这样就使孕妇的腹围急剧加大。其次,由于乳腺体的增生,孕妇的乳房会明显膨胀,导致胸廓变化。

2. 经济方面的原因

为了能使即将出世的小宝宝生活得更温馨、舒适,许多家庭会尽可能节约部分开支。由于大部分孕妇服使用效率较低,制作工艺简单,价位不便宜,所以准妈妈会临时穿先生的衣服,这样既省事又经济。

3. 心理方面的原因

妊娠、分娩既是一种生理现象,也是一种心理现象。怀孕使得孕妇原有的生理结构,和心理状态发生改变,自然就会表现出特殊心理发展时期的特殊心理。突出的是,依赖性增强,恐惧感增加,她们大多数会变得脆弱、敏感;同时又富于幻想,在无外部刺激的情况下,时而出现心理亢奋,时而又会陷入虚幻的猜疑之中。

有些孕妇常常感到笨拙和乏味,这种心理状态对准妈妈和胎儿都是不利的。在这种情况下,孕妇强烈希望别人把她们当做特殊保护对象,因此,比平时更渴望关怀和爱抚,特别是来自先生的关怀和爱抚。但由于种种原因,先生又不可能时时刻刻和自己形影不离。一旦先生不在身边的时候,只要穿上他的衣服,就像依偎在先生温暖的怀抱中。穿用先生的衣物对孕妇来说,不仅仅是为了方便、舒服,更重要的是,可以从中得到爱的鼓舞和抚慰,可以帮助准妈妈保持良好心态。

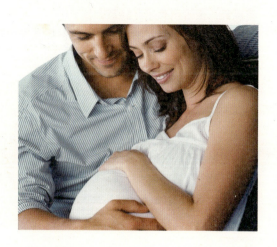

为喂母乳做准备

1. 注意孕期营养。

如果母亲营养不良,会造成胎儿子宫内发育不良,还会影响产后乳汁的分泌。在整个怀孕期应摄取足够的营养,多吃富含蛋白质、维生素和矿物质的食物,为产后泌乳做准备。

2. 注意对乳头和乳房的保养。

在怀孕晚期,要经常用正确的方法,清洗乳头和乳房,为产后喂养做好准备。

3. 定期进行产前检查,了解喂母乳的知识。

定期进行产前检查,了解喂母乳的知识。

脐带绕颈怎么办?

脐带绕颈是胎儿较常见的情况,脐带内的血管长度比脐带长,血管卷曲呈螺旋状,而且脐带本身由胶质围绕,有一定的弹性,一般绕颈一圈,脐带有一定长度,多不发生意外。而绕颈多周,由于胎动牵拉,导致绕颈过紧,也可引起胎儿缺氧,甚至死亡。在临产时,随着子宫收缩加快,下降的胎头将缠绕的脐带拉紧时,才会造成脐带过短的情况,以致不能顺利分娩。

这时缠绕圈数愈多愈危险。透过B超检查,可在产前看到胎儿是否有脐带绕颈。因此,这时更需要勤听胎心,注意胎动,以便及时采取措施。发现脐带绕颈后,不一定需要进行剖腹产,只有胎头不下降,或胎心有明显异常(胎儿窘迫)时,才考虑是否需要手术。

给准妈妈的温馨呵护

由于腹部隆起,以及自身体重的增加,怀孕9个月的孕妈妈活动会受到一定的限制,而且轻微的运动就会导致气喘、心跳加快等症状,此时的孕妈妈应适当的减少活动量和做家务的时间。如果觉得身体有任何不适,应该及时到医院接受检查。此时的孕妈妈还具有一大特点,那就是阴道分泌物增多,平时要重视外阴的清洁,每天清洗并更换内衣裤,这样能预防细菌、真菌的感染。另外,这个时期孕妈妈比较容易出现阴道出血的意外,除了做好日常保健外,如果出现意外,应及时到医院接受治疗。这段时间是胎儿活动频繁的时期,孕妈妈一定要做好胎动监测纪录,这样有助于了解胎儿在子宫的发育情况。

妻子午睡好,准爸爸要帮忙

怀孕的女性大都有午睡的习惯,但随着腹部的增大,准妈妈午睡愈来愈困难,品质也愈来愈差,这就要求准爸爸帮忙。在睡觉前,准爸爸可以为妻子说故事和笑话,这样不但有助于准妈妈放松心情,还有利于胎儿成长,使准妈妈在很短的时间内进入睡眠,会让妻子心情特别好,甚至会将喜悦传递给宝宝。

怀孕第36周

准妈咪的精神胎教很重要

到了怀孕后期，准妈咪可以准备不同的胎教方式与宝贝互动。

和宝宝一起晒太阳

妊娠9个月，胎儿的视神经和视网膜尚未发育成熟，胎儿最喜欢的亮度，是透过母亲腹壁，进入子宫的微弱光线。因此，这时孕妇应该让胎儿享受透过母亲腹壁的阳光。

触摸胎教和宝宝亲密接触

妊娠9个月后，由于胎儿进一步发育，孕妇本人或先生用手在孕妇的腹壁上，便能清楚地触到胎儿头部、背部和四肢。可以轻轻地抚摸胎儿的头部，有规律地来回抚摸宝宝的背部，也可以轻轻地抚摸孩子的四肢。当胎儿感受到触摸的刺激后，会做出相对的反应。触摸顺序可由头部开始，然后沿背部到臀部至肢体，轻柔有序。

触摸胎教最好定时，可选择在晚间9时左右进行，每次5～10分钟。在触摸时，要注意胎儿的反应，记下每次胎儿的情况。

宝宝的音乐胎教不可少

胎教音乐一般可分两种：一种是孕妇自己欣赏，条件不限。可戴着耳机听，也可不戴；可以休息听，也可以边做家务边听，或者一边吃饭一边听；还可以一边听一边唱。随着音乐的节奏，可以想像腹中的胎儿，欢快迷人的脸庞和体态，有意识地与胎儿进行感情交流，久而久之，将感觉到这是一种妙不可言的艺术享受。另一种胎教音乐是直接给胎儿听的。

胎儿在16周时，就已经具有听力。从这时起，可将答录机放在距离孕妇腹壁2公分处播放，每天定时播几次，循序渐进，以5～10分钟为宜，音量适中。母亲应取舒适的位置，身心都应放松。音乐胎教时，母亲应与胎儿一起投入，而不能一边听一边做与此无关的事情。母亲能经常哼唱一些自己喜爱的歌曲，把自己愉快的资讯，透过歌声传递给胎儿，使胎儿分享喜悦的心情。唱的时候尽量使声音往上腹部集中，把字咬清楚，唱得甜美，一定会受到胎儿的喜爱。

怀孕9个月的饮食守则

初产妇从有规律性子宫收缩开始，到宫口全开，大约需要12小时。如果是准备自然分娩的初产妇，可准备易消化吸收、少渣、可口味美的食物，如面条鸡蛋汤、面条排骨汤、牛奶、优酪乳、巧克力等食物，让产妇吃饱、吃好，为分娩准备足够的能量。

怀孕9个月的营养需求

妊娠晚期，准妈妈每日需要70克蛋白质，来满足婴儿生长、子宫增大、乳腺发育和血液增加的需要；需要钙1~1.2克，比平常多1倍，以满足胎儿骨骼的生长所需；需要铁18毫克以上，因为胎儿为形成血液，会吸收母体大量的铁。

- **应树立科学的营养观念**

1. 热量均衡，摄取适量的优质蛋白质。

2. 营养全面，摄取怀孕时所需的维生素和矿物质。

3. 摄取充足的必需脂肪酸、亚麻油酸、次亚麻油酸，以帮助宝宝脑部的发育。

4. 摄取适量的纤维素，以促进肠道正常蠕动。

5. 摄取充足的叶酸，以减少胎儿神经丛缺陷的发生。

- **应增加维生素摄取量**

晚期需要充足的水溶性维生素，特别是维生素B_1，这是因为准妈妈需要维持良好的食欲，与正常的肠道蠕动。妊娠晚期维生素B_1摄取不足，准妈妈容易发生呕吐、倦怠、身体无力，还会影响分娩时子宫收缩，使产程延长，分娩困难，产生危险。

此期间准妈妈维生素的摄取量也有要求：维生素A每天需4,200国际单位，维生素B_1需1.2毫克，维生素B_2需1.0毫克，烟酸需16毫克，维生素C需30毫克。

- **素食者如何补充营养？**

吃全素的准妈妈，尤其是在蛋白质需求量很高的临产时期，如果单以一种不完全的植物性蛋白质作为蛋白质来源，必定会缺乏某些胺基酸，严重影响胎儿的生长发育。所以饮食中包含多种不同的植物性蛋白质，可以使胺基酸的组成更趋于完善。例如谷类与豆类加以调配，像黄豆糙米饭等；豆类与核果类或种子类一起食用，像豌豆果仁饭；也可以多种食物互相弥补各自的不足，像豆干腰果芝麻蔬菜饭，也可全面补充营养。

- **补充蛋白质与铁的重要性**

植物性蛋白质的食物来源：

1. 五谷类：糙米、胚芽米、小麦、米饭，以及面食等。

2. 豆类：黄豆、青豆、扁豆、蚕豆等。准妈妈多吃黄豆，则母乳中的DHA会增加。

3. 黄豆制品：豆腐、豆浆、豆花、素鸡等。

4. 面筋制品：面筋、面汤等。

5. 核果类及种子：腰果、芝麻、莲子等。

6. 蔬菜：马铃薯、胡萝卜、莲藕、芋头等根茎作物。

胎儿的生长

胎儿的体重大约已有2,800克，身长约为500公厘，这周胎儿的指甲又长长，大约会超过指尖，两个肾脏已发育完全，能够处理一些代谢废物，子宫壁和腹壁也已变得很薄。

适合孕妇听的10首乐曲

许多人认为,准妈妈听得音乐应该以轻柔为主,实际上,音乐应该更加多元化,因为不同的旋律、不同的节奏,会带给胎儿不一样的感受和影响。列举孕期推荐的10首乐曲:

1. 普罗科菲耶夫的《彼得与狼》——做个勇敢的宝宝

2. 德沃夏克的E小调第九交响曲《自新大陆》第二乐章——抚平焦躁的心情

3. 约纳森的《杜鹃圆舞曲》——特别适合在早晨睡醒后倾听

4. 格里格的《培尔·金特》组曲中《在山魔王的宫殿里》——感受力度与节奏

5. 罗伯特·舒曼的《梦幻曲》——感受清新与自然

6. 约翰·史特劳斯的《维也纳森林的故事》——感受春天早晨的气息

7. 贝多芬的F大调第六号交响曲《田园》——在细腻的乐曲中享受宁静

8. 老约翰·史特劳斯的《拉德斯基进行曲》——在激情澎湃中,感受无限活力

9. 布拉姆斯的《摇篮曲》——感受妈妈无尽的爱,在乐曲声中与小宝宝说说话

10. 维瓦第的小提琴协奏曲《四季·春》——体验春意盎然的感受

孕妈咪的身体变化

孕妈妈的子宫还在继续增大,已经增长到胸骨的剑突(为胸骨最下端的一块软骨)和肚脐之间。到了月末,甚至会升高至心脏的位置,由于心脏受到压迫而加速跳动,因此,孕妈妈常出现心慌的感觉。

另一方面,增大的子宫还会上顶各器官,导致胸廓的体积变小,孕妈妈常出现气短、呼吸急促等现象,因为胃部受到压迫,所以孕妈妈的食欲有所减退。膀胱因为受到压迫,而导致频尿、尿急的现象,孕妈妈还常出现下肢静脉曲张的现象。所以,这时期的孕妈妈常常感到很烦恼。另外,孕妈妈阴道的分泌物增多,产道变得柔软且富有弹性,这有利于分娩。腹部的皮肤紧绷,皮下组织出现断裂,进而产生紫红色的妊娠斑。

对准爸爸的小叮嘱

这个月,准爸爸应和妻子一起学习分娩的常识,并帮助妻子调节情绪,陪伴妻子走完孕怀期最后的时光,这对顺利分娩有很大的帮助。另外,准爸爸还应该和妻子一起测胎动、听胎心,以了解胎儿在子宫内的发育情况,以便能及时发现胎儿发育的异常情况。

在条件允许的情况下,准爸爸可以陪同妻子去实地看一看产房,以便提前对分娩做好心理准备,有助于缓解紧张情绪。做充分的准备,才能大大的降低难产率。

孕妈咪比平常人更容易感到孤独,此时她更渴望得到丈夫的体贴和关心。当孕妈咪的情绪变得不安时,丈夫应该扮演一个"忠实听众"的角色,静静地聆听妻子的倾诉,并接纳她的苦闷心情。当妻子讲述完后,她的情绪已经好很多了,千万不要在她情绪低落的时候还说:"妳要努力、加油"等这样的话。

怀孕第37周

孕晚期妈咪营养全 Hold 住

孕晚期母体与胎儿的营养补充需要更为谨慎及全面。

怀孕晚期应多吃哪些食物？

怀孕晚期蛋白质的膳食供给量，比未怀孕时要增加25克，应多食用动物性食物，和大豆类食物。此外，还要供给充足的必需脂肪酸。怀孕晚期是胎儿大脑细胞增殖的高峰，神经髓鞘化迅速，需要充足的亚油酸转化为花生四烯酸，满足大脑发育所需。另外，二十二碳六烯酸（DHA）为神经突触发育所必需，多吃海鱼有利于DHA的供给。

怀孕晚期缺铁性贫血的食疗法

贫血的症状：缺铁性贫血为妊娠期间常见的营养缺乏症候。一般表现为脸色枯黄，口唇黏膜和眼结膜苍白、头晕、无力、腿软、食欲减退、心悸、气急、疲倦等血虚症状。产前贫血会加重体质虚弱，引起临产时子宫收缩无力、滞产及感染等，对出血的耐受力差。

缺铁性贫血大都是由于妊娠晚期，准妈妈和胎儿需要的营养剧增，饮食一时供给不上所引起的。怀孕前有寄生虫、肝肾疾病者，也容易在妊娠后出现贫血。妊娠贫血的治疗方法有两种：一是药物治疗；二是食疗。

若准妈妈贫血不是太严重，建议采用食疗法。为此，准妈妈对饮食调养须加注意，尤其应多增加铁、维生素C、叶酸、维生素B_{12}的摄取。

1. 增加铁的摄取量

铁主要存在于畜禽的肝脏、瘦肉和海鲜类，所以增加动物性食品的摄取量，既可增加血色素铁的供给，而且铁不受植物性食物中植酸和草酸的影响。

2. 增加维生素C的摄取量

由于维生素C可促进体内铁的吸收，增加维生素C的摄取量，也有助于预防和治疗贫血。准妈妈应多吃新鲜蔬菜和水果，因为新鲜蔬菜和水果中的维生素C，可与铁形成可溶性融合物，使铁在碱性条件下，仍能呈溶解状态，有利于铁的吸收。

3. 增加叶酸、维生素B_{12}的摄取量

叶酸广泛存在于各种动、植物食品中，其中肝、肾、蛋类，及酵母中含量尤其丰富；维生素B_{12}主要存在于肉类、贝类、鱼类、蛋类及动物肝脏，因此准妈妈应多吃这类食物。

准爸爸
为妻子坐月子做好准备

准爸爸和准妈妈此时可以事先讨论，产后坐月子的安排。不管是选择何种方式，准爸爸都必须学习如何照顾妻子和宝宝，好减轻妻子的心理负担。

早期破水及预防

早期破水就是还没到分娩的时候发生胎膜破裂，准妈妈突然感觉到有较多的液体从阴道排出。早期破水通常与细菌性阴道感染、羊水过多、胎儿异常、子宫颈内口松弛、多胞胎妊娠有关。

早期破水给胎儿带来的主要危险是脐带脱出、感染、早产、胎盘早期剥离。有一些准妈妈在发生胎膜高位破裂后，胎膜的破裂处会自行愈合，孕妇不必过分担心。预防方法，主要是定期到医院接受产前检查，预防阴道炎和其他妇科炎症的发生。保持膳食的平衡，确保摄取充足的维生素C、维生素D；怀孕最后1个月不宜同房。如果是多胞胎，要多卧床休息，避免过度劳累和对腹部的冲撞。

怀孕晚期该何时停止工作

孕晚期，孕妇活动开始明显笨拙，有的孕妇会持续工作到分娩前一天，而有的准妈妈临产前许久就休假在家。如何确定何时脱离工作，这要根据各自的具体情况加以掌握。

如果孕妇从事办公室文书工作或内勤，工作活动量小，工作环境相对稳定安全，可以一直工作到预产期前一天，或临盆前一天。如果孕妇在工厂的车间或操作间，工作性质具有一定强度和体力劳动，应该在预产期前两、三周申请调职或休假；如果孕妇从事服务业，或商业性的招待、卫生、会计、收款等工作，如每天站立、行走4小时以上，或坐着工作8小时左右，也应在预产期的前两周就申请休假；如果孕妇从事的工作活动量非常大，或经常需要外出进行业务活动，那么在预产期前一个月就要申请休假。

对孕期没有异常情况的孕妇来说，什么时候脱离工作是因人而异的，只要把安全因素掌握好即可。如果自己不容易把握何时休假，可以把自己的工作环境、性质和劳动强度等资讯告诉医生，请医生提出建议。

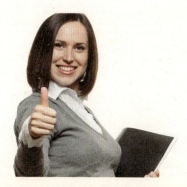

禁用通乳丸或减肥霜

很多爱美的准妈妈会使用通乳丸或减肥霜。事实上，这是非常错误的做法。因为通乳丸或减肥霜含有一定的激素或药物成分，产前使用，会对产后哺乳造成影响。怀孕期应保持乳房的常态，穿宽松的内衣，怀孕期的乳房会有些变形，但准妈妈切忌滥用各类霜、乳来维持，或修复乳房的形状，否则结果可能刚好相反。事实上，妇女在哺乳后，乳房形状会适当地自我修复，到时注意穿衣，和多吃些丰胸食物即可。

怀孕晚期乳头护理注意事项

产妇哺乳时，常常会因为婴儿吸吮导致乳头皲裂，或乳头凹陷而放弃哺乳，其实，妊娠晚期做好乳头的护理，可以使产后哺乳相对顺利。

1. 每日用温开水清洗乳头和乳晕，以去除乳痂。

2. 每次在清洗完乳房和乳头后，在乳头和乳晕表面涂抹油脂，或经常用水或干毛巾擦洗乳头，增加皮肤的韧性，以便日后经得起婴儿的吸吮，而不易破损和皲裂，减少乳腺感染，和哺乳困难的情况发生。

3. 如果孕妇的乳头为凹陷型，在妊娠晚期应积极纠正，以利于分娩后，婴儿正常吸乳。通常可以一手托起乳房，另一手手指拉住乳晕部，向外牵拉乳头，向上下左右转动，或捻动，若能持续一段时间，乳头凹陷可以得到纠正，但是牵拉乳头时动作要轻柔，以免反射性引起子宫收缩，导致早产。

给准妈妈的温馨呵护

在怀孕的最后这段日子，孕妈妈应该每周到医院做一次常规检查，确保胎儿的发育和胎位正常，预防难产。同时，孕妈妈还应该储备充足的精力和体力，确保营养供给和充足的睡眠。因为行动不便，孕妈妈可以适当减少运动量，也不能因为行动不便而不重视个人卫生。除了经常洗澡外，还应该每天清洗阴部，更换内裤。

孕妈妈不要单独去较远的地方，更不能有太过激烈的性生活，否则会引起早产或胎膜早破。临产前的胎膜破裂被称作胎膜早破，多数是发生在怀孕37周后，大约三分之一的人会出现早产。胎膜早破通常与职业有一定的关系，长时间站立工作的孕妈妈较容易出现。此外，还与生殖道感染、多胎妊娠、羊水过多、性生活频繁、胎位异常等原因有关。

胎膜早破还可能使胎儿出现宫内窘迫、胎儿性肺炎、脐带脱垂等现象。孕妈妈一旦出现胎膜早破的征兆，应及时到医院住院待产。

怀孕晚期乳房保健注意事项

1. 每日用温开水清洗乳头，及其周围皮肤皱褶，以增强乳头表皮和根部皮肤的韧性，避免哺乳时，发生皲裂和感染。

2. 按摩乳房：将按摩油涂在乳头和乳房上，轻轻按摩，使乳头皮肤增厚并富有弹性，乳房皮肤光滑，帮助促进乳腺发育。按摩后，将按摩油洗掉，擦润肤乳于乳头和乳房上。

3. 结实乳房：由于怀孕期间，乳房脂肪沉积、乳房增大，容易造成产后乳房松弛。为减小产后乳房松弛、下垂，可以在做胸部按摩，每周一次，令乳房和胸肌增强收缩力。

4. 佩戴合适的胸罩：减小对乳头的刺激，确保乳房美丽、健康。

怀孕第38周 谨防产前异常情况

距离与宝宝面对面的时间越来越近了！孕妈咪要谨防异常情况！

临产前的营养需求

孕妇应多吃新鲜的瓜果蔬菜，可提供孕妇对维生素A、维生素C，以及钙和铁的需求。另外，孕妇要多吃粗粮，少食精制的米、面，因为玉米、小米等粗粮，富含B族维生素和蛋白质，比白米和面多。多吃谷类、花生等，因为这些食物中，含有大量易于消化的蛋白质、B族维生素和维生素C、铁和钙质等；每天可加食1~2个鸡蛋，因为蛋类含有丰富的蛋白质、钙、磷和各种维生素。

多晒太阳，使身体产生多种维生素D，以确保胎儿骨骼生长的需要；注意多补充微量元素，例如锌、镁、碘、铜等，在动物类食品、豆类、谷类、蔬菜中，含有铁、锌、铜等，海产中含碘量高。如果在此时营养不良，准妈妈往往会出现贫血、水肿、高血压等并发症。

若发生水肿、高血压，应吃红豆粥、冬瓜汤、鲤鱼汤等少盐、利尿的食物；若血红蛋白低，可多吃蛋黄、猪肝、红豆、油菜、菠菜等含铁量高的食物。如出现腰酸、小腹坠胀、阵痛频繁时，可服桂圆鸡蛋羹。此外，还应多吃大豆、虾皮、海带、粗纤维蔬菜、水果等。

黄连适合火气大的孕妇

黄连是植物性药物中，具有强大的杀菌力及广效抗菌的一种药，也就是说，它对很多的细菌都有抑制作用，而且这一味药不伤胃，少量食用，可以促进胃部的消化能力，抑制胃酸。黄连为大苦大寒、入心泻火、镇肝凉血、燥湿开郁、解渴除烦、益肝胆而厚肠胃，同时，还可以消心瘀、止盗汗，是泻火祛湿之药。但它仅适用于孕妇火气很大，或是有细菌性或病毒性的感染时，用它作为清热解毒剂，并不是清热凉血安胎之药，所以孕妇应慎重。

当准妈妈食用含有亚硝酸盐的蔬菜后，亚硝酸盐就会与红血球中的血红蛋白结合，形成高铁血红蛋白。而高铁血红蛋白不能承担氧气和二氧化碳的运输任务，最终导致缺氧，这样会导致准妈妈头晕、呕吐、腹痛、腹泻等。亚硝酸盐与人体血红蛋白结合得愈多，准妈妈体内缺氧就愈明显，严重时，会直接影响到宝宝。

预产期一到就会生吗？

胎儿在母体内发育的平均时间为280天，即40周。但有调查资料显示，大约只有5%的孕妇，正好在预产期那一天分娩，而80%左右的孕妇，是在预产期前3周到后2周的时间内分娩。一般来说，月经周期较短（23~26天）的孕妇，实际分娩日大多在预产期前；相反地，月经周期较长（超过30天）的孕妇，实际分娩日，大多在预产期后。

怀孕晚期会出现的情况

妊娠晚期,孕妇接近分娩,因而会出现一些有别于妊娠早、中期的情况,应有所准备,并恰当处理。

1. 阴道少许血性黏液称为"见红"

这是由于随着分娩的临近,子宫下段不断拉长,子宫颈发生变化,子宫下段及子宫颈口附近的胎膜与子宫壁分离,毛细血管破裂出血的结果。此为分娩前兆,通常出血很少,显示分娩将在24~72小时内发生。孕妇应注意保持外阴部卫生,及时到医院检查处理,确认是否为分娩前兆。

2. 阵发性腹痛

妊娠晚期,子宫敏感性增加,孕妇常常感觉腹部会有阵发性紧绷感,但通常无明显疼痛。随着预产期的临近,子宫阵发性收缩的强度逐渐增强,孕妇开始有腹痛感,腹痛的频率也增加。当达到每5分钟一次,每次持续30秒时,显示孕妇正式临产。

3. 阵发性腹痛

妊娠晚期,尤其是接近临产的那段时间,由于胎儿先头部下降,压迫膀胱,使孕妇出现尿意,所以妊娠晚期出现频尿,也是临产的前兆。

4. 胎膜破裂

阴道突然有大量液体流出,似尿液,持续不断,时多时少,这可能是胎膜早破。胎膜破裂后,上行性感染的机会增加,脐带脱垂危险增大。孕妇这时候要平卧,抬高臀部,由他人用担架,或救护车及时送入医院。为防止感染,局部应使用消毒会阴垫。

5. 头痛、眼花、血压突然升高,甚至有孕妇出现昏迷或抽搐

这是妊娠期高血压症候群的表现,可以危及孕妇及胎儿的生命安全,应及早就诊。

6. 阴道出血,无腹痛

这可能是胎盘位置异常,如前置胎盘,伴有腹痛的出血,可能是胎盘早期剥离引起的出血。也是妊娠期严重危害孕产妇和胎儿的并发症,应立即就诊。

7. 胎心率过快或过慢

每分钟160次以上,或120次以下,不规则或胎心减弱,说明胎儿有危急情况,应立即入院处理。

8. 胎动次数逐渐减少

通常胎动不可少于10次／12小时。如果胎动次数减少,或12小时未感觉到胎动,或1小时胎动次数小于4次,这是胎儿子宫内缺氧的表现,孕妇应立即入院处理。

消除分娩时,肌肉紧张的方法

分娩对女性来说,是生命的一个里程碑,也是最激动人心的时刻。但是分娩是一种享受喜悦的痛苦过程。分娩时,心理紧张及生理上的疼痛,常常导致产妇出现肌肉紧张,并进一步加重分娩疼痛,延缓产程进展。当阵痛来临时,将原本疼痛时立即出现的"肌肉紧张"经过多次练习,可以转化为"主动肌肉放松"。

消除分娩时肌肉紧张的方法

1. 呼吸放松

专心呼吸,可转移对疼痛的注意力,并且可使氧气与二氧化碳浓度,在体内保持平衡。

2. 腹式呼吸

腹式呼吸可以增强腹肌,用于分娩第一产程的阵痛发作时,具有缓和痛苦的作用。具体方法:仰卧,两腿轻松分开,膝盖稍微弯曲。双手拇指张开,其余4指并拢,放在下腹部。两手拇指约位于肚脐的正下方。深深地吸气,使下腹部膨胀般地鼓起。当腹部膨胀到最大限度时,再慢慢地吐气,使下腹部恢复原状,如此反复地"膨胀""吐气"。

3. 胸式呼吸

子宫收缩接近时,用胸式呼吸法往肺里吸满八成的气,当子宫收缩最剧烈时,屏气3~4秒钟,向肛门方向用力。接下来,边用力边将吸入的气呼出。

4. 胸式呼吸

这是分娩第二产程终了之际,放松腹部,使胎儿头部缓缓露出,所需要的呼吸法。

5. 音乐放松

音乐可以解缓焦虑,减少肾上腺素的释放,所有一切都有助于加速分娩的进程。产妇在产程中,利用音乐吸引注意力,将会取得非常好的效果。如果听到的音乐,是平时进行放松训练时一直使用的曲子,那么无论何时听到它,身心都会获得自动的放松。

6. 伸展训练

透过在产前锻炼骨盆四周,及骨盆底肌力量,有助于增加骨盆四周、骨盆底的关节韧带弹性,更有利于胎儿透过产道。对孕妇产后康复和体形恢复也非常有益。

出现这些情况准妈咪应该住院待产

一般孕妈咪都会在临分娩前才会住进医院,不过如果孕妈咪或宝宝出现以下这些异常情况,请立刻前往医院待产,避免发生意外:

1. 孕妈咪自身的问题

如果孕妈咪患有高血压、糖尿病、心脏病、肾脏疾病,或出现妊娠高血压综合症、盆骨狭窄、胎盘早剥;孕妈咪的年龄小于16岁或大于35岁,体重轻于45公斤或大于85公斤;有过死胎、新生儿死亡史。凡是孕妈咪有出现上述情况,都应该提前住院待产。

2. 胎儿的问题

如果胎儿出现发育迟缓、巨婴,胎位不正但没有得到及时矫正,以及超过预产期2周还未分娩的过产儿,孕妈妈也应该住进医院待产。

慎用洗衣机洗内衣

据有关医学调查显示,经常用洗衣机洗胸罩的女性,患乳腺炎的机率是用手洗的3~5倍。因为把胸罩和其他衣服一起放进洗衣机洗,其他衣物上的绒毛以及小纤维很容易黏附在胸罩上。女性穿上这样的胸罩时,各种纤维就沾在乳头,严重的就会阻塞乳腺管并引起感染,引发乳腺炎。而怀孕后,女性的乳房变得更敏感,所以孕妈妈最好用肥皂等温和的洗涤用品手洗胸罩,不要用加酶的洗衣粉。

怀孕第39周

产前重要事项再提醒！

准妈妈更要补足营养，调节心情，为产后方便做好准备。

增加生产力的饮食宜忌

临产时，由于阵痛，有的产妇不吃东西，甚至连水也不喝，这是不好的。临产相当于一次重度劳动，产妇必须有足够的能量供给，才能有良好的子宫收缩力。只有子宫颈口全开，产妇才有体力把孩子分娩出来。如果产妇进食不佳，后果是极为严重。为了孩子及产妇的健康，临产时，产妇注意饮食是很必要的。

那么，临产时，产妇吃什么好呢？这是每位产妇及其亲人非常关心的问题。此时，由于一阵阵的阵痛，会影响产妇的胃口。所以产妇应学会在阵痛间歇期进食的方法。根据产妇的喜好，可选择蛋糕、面汤、稀饭、肉粥、藕粉、点心、牛奶、果汁、苹果、西瓜、橘子、香蕉、巧克力等多种食物。每次阵痛间歇期进食，少量多餐，补充身体所需要的水分，如饮用果汁、糖水及白开水等。

需要注意的是，此时产妇既不可过于饥渴，也不能暴饮暴食。有些产妇认为，"生孩子时，应多吃鸡蛋生力气"，于是便一顿猛吃十个八个鸡蛋，这种做法常常适得其反。因为人体吸收营养是有限制的，当营养过剩时，"超额"部分的营养，就会经肠道及泌尿道排出。由于加重胃肠道的负担，还可以引起消化不良、腹胀、呕吐，甚至更为严重的后果。通常产妇每顿吃1~2个鸡蛋就已足够。

临产期间，由于阵痛的干扰及睡眠的不足，产妇胃肠道分泌消化液的能力降低，蠕动功能也减弱，吃进的食物，从胃排到肠里的时间，也由平时的4小时增加至6小时，极易积食。因此，最好不吃难以消化的油炸，或肥肉类等油腻的食物。

准妈妈临产情绪胎教

对于分娩，不少妇女感到恐惧，烦躁不安，甚至惊慌。这种情绪既消耗分娩体力，造成阵痛无力、产程延长，也会对胎儿的情绪带来较大的刺激。其实，生育几乎是每位女性的本能，是一种十分正常的自然生理过程，是每位母亲终生难忘的时刻。胎儿在母体里，由一个微小的细胞，发育成3,000克左右的成熟胎儿，他要勇敢地穿过产道，投奔到外面精彩的世界。在分娩过程中，母体产道产生的阻力，和子宫收缩与帮助胎儿前进的动力相互作用，给产妇带来不适，这是十分自然的现象。

姜饭、姜茶为生产打气

孕妇在临盆前一至两星期，可吃一碗姜饭或姜茶，使生产时更有力气。由于孕妇产后阳气虚，容易在生产时入风，所以产前或坐月子期间，吃姜饭、饮姜茶都有助祛风，减少孕妇罹患感冒的机会。

临产前的饮食守则

初产妇从有规律性阵痛开始,到子宫口全开,大约需要12小时。如果是准备自然分娩的初产妇,可准备易消化吸收、少渣、味美可口的食物,如面条鸡蛋汤、面条排骨汤、牛奶、优酪乳、巧克力等食物,让产妇吃饱、吃好,为分娩准备足够的能量。若产妇吃不好、睡不好,紧张焦虑,容易导致疲劳,最终可能引起阵痛乏力、难产、产后出血等危险情况。

为什么有的妈妈"肚大如山"?

有的孕妇看起来肚子大的离谱,躺在诊疗床听胎心音时,觉得像一座山,站起来则特别突出。通常太大的肚子可能的原因是孕妇太胖、小宝宝太大、羊水太多,或是怀双胞胎,甚至3胞胎。

一般医生看到这样的"大肚子",通常会测量孕妇的子宫高度,来确定子宫是否真的很大,也可以从触诊来区分,肚子大是因为胎儿大,还是羊水太多。当然,最重要的是,做超音波检查。超音波检查可以计算胎儿的头、身体、四肢的大小是否符合周数,也可预估胎儿的体重是否过重;还可测量羊水量,看看羊水是否过多。也可以做仔细的器官构造扫描,找出可能的致病因素及先天异常。

当然,单胞胎还是多胞胎也可以马上知道。肚子大也有可能是遗传,例如父母都十分高大;或可能是母亲的营养状况太好、太胖;有可能是怀孕周数算错,也有可能是超过预产期。当然,最严重的可能是准妈妈有妊娠糖尿病。准妈妈在过了24周以后,均应该接受"糖尿病筛检",目的就是避免生出巨婴,及引发其他合并症。

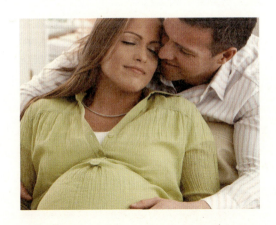

临产前聊天胎教

快临产了,准妈妈该和宝宝聊聊如何出世的话题。胎龄9个月时,小宝宝也到了瓜熟蒂落的时候,不想再待在"宫"里了,准妈妈和准爸爸也盼望着与宝宝早日见面。准妈妈应该和小宝宝沟通,协力作战,顺利分娩。准妈妈可以对胎宝宝说:"宝宝,你就要离开妈妈的身体来到这世界上了,妈妈和爸爸很想早日见到你,你一定要和妈妈配合,勇敢地走出来。"准爸爸贴近妈妈的肚皮说:"宝宝,爸爸妈妈非常欢迎你,时刻等待你降生,你看爸爸给你准备了床、衣服和被子,还有你的玩具,出来吧!全家都欢迎你。"

怀孕第40周

快乐迎接小天使降临

此期准妈妈的胃部不适会有所下降，食欲也有所增加。

产前适当吃巧克力

据产科专家研究，临产前，正常子宫每分钟收缩3~5次，而正常产程需12~16小时，总共约需消耗热量2.6万焦耳。这相当于跑完1万公尺所需要的能量。这些被消耗的能量，必须在产程中加以补充，这样分娩才能顺利进行。因此产妇在临产前，要多补充些热量，以确保有足够的体力，促使子宫口尽快开大，顺利分娩。

那么，谁能当此"助产力士"呢？营养学家首选巧克力。因为巧克力含有超过300种已知的化学物质。上百年来，科学家对这些物质逐一进行分析与实验，并不断在此过程中发现和证明，巧克力中的各种成分对人体的药理作用。根据检测，每100克巧克力中含有糖类50余克、蛋白质15克，还有微量元素、维生素、铁和钙等。

巧克力符合产妇生理需要的3个特点：

1. 营养丰富，含有大量的优质糖类，而且能在很短时间内，被人体消化吸收和利用。根据分析，巧克力被吸收利用的速度是鸡蛋的5倍，并可产生大量的热量，供人体消耗。

2. 富含产妇十分需要的微量元素和维生素、铁及钙等。这些物质不但可以加速产道创伤的恢复，还可以促进母乳的分泌，和增加母乳的营养成分。

3. 体积小，热量高，而且香甜可口，吃起来也很方便。

因此产前让产妇适当多吃巧克力，就能在分娩过程中产生更多热量。芬兰科学家还发现，与不吃巧克力的妈妈生出的孩子相比，那些定期吃巧克力的妈妈生出的孩子，对新环境产生的恐惧感较少。他们推测，这种影响源自于巧克力中与积极行为有关的化学成分，而这些化学成分是透过子宫传递给胎儿的。

产前均衡营养，储备能量

孕妈咪到了孕期四十周营养的摄取是足够的，只要调整情绪，正确膳食就没有问题，这个时候应该限制脂肪和碳水化合物等热量的摄取，以免胎儿过大，影响顺利分娩。为了储备分娩时消耗的能量，准妈妈应该多吃富含蛋白质、糖类等能量高的食物，最好选择一日多餐，确保食物的消化吸收，及全面的营养。此时宝宝的发育基本上已成熟，准妈妈应该停止服用钙剂和鱼肝油，多吃蔬菜水果，确保产前营养充足。

协助妻子乐观

在分娩前，妻子总是很紧张的，准爸爸应该成为妻子精神上的支柱，给妻子积极的心理暗示，多给她一些好消息，让她乐观地面对这个自然的生理过程。

过期妊娠及自我监测

妊娠超过预产期2周（超过42周）称为"过期妊娠"，发病率约为8~10%。过期妊娠可导致胎盘老化，出现退行性改变，使绒毛间隙血流量明显下降，供应胎儿氧和营养物质减少，使胎儿不再继续生长；羊水量减少，严重时，胎儿会因缺氧窒息而死亡，且羊水量过少对分娩不利。

孕妇在接近预产期时，应到医院进行产前检查，如果超过预产期2周仍未出现阵痛，应到医院进一步检查并进行引产。孕妇和家人应自我监测胎儿情况：每日早、中、晚各检测胎动次数1次，每次1小时，3小时总和乘以4得出12小时的胎动次数。如果12小时总数少于10次，表示胎儿缺氧；胎儿正常心率大约在120~160次/分钟，高于或低于此数值都表示胎儿缺氧。如发现胎心率低于120次/分钟时，可能表示胎儿窘迫，须立即到医院做胎儿监测。

孕妈咪的临产5忌

临产时，应尽量避免以下几个不利因素：

1. 忌怕

有的孕妇由于缺乏分娩的生理常识，对分娩有恐惧感。其实，这种顾虑是不必要的。在现代医疗技术条件下，分娩的安全性大为提高，成功率也接近百分之百。

2. 忌急

部分孕妇在分娩上是"急性子"，未到预产期，就焦急地盼望早日分娩。其实，预产期有一个活动期限，提前10天或是延后10天都是正常的。

3. 忌粗

少数孕妇粗心大意，到了妊娠末期仍不以为意，还搭车、搭船长途旅行，由于舟车劳顿，导致在途中意外分娩，威胁母子生命。

4. 忌累

临产前，孕妇的活动量应相对减少，工作分量也应减弱。临产前，如果精神或身体处于疲惫状态，将影响顺利分娩。正确的做法是：产前1周休息，保持体力。

5. 忌忧

孕妇由于生活或工作上的困难，或意外不幸等，临产前精神不振、忧愁、苦闷，特别是有些孕妇的公婆盼子心切，向孕妇施加无形的压力，给孕妇造成沉重的心理负担，这也是造成分娩困难的重要诱因之一。

产前的注意事项

1. 注意安全，避免腹部受伤及压迫。
2. 孕妇要尽可能每天洗澡，清洁身体，准备随时可能出现的分娩。洗澡时，要用淋浴和擦浴，特别注意外阴部卫生。
3. 孕妇要保持睡眠充足，休息充分，以积蓄体力，以备分娩时用力。
4. 孕妇要注意预产期，以免分娩时措手不及，还可以知道怀孕是否过期如果过期将对胎儿不利，必须请医生帮助娩出胎儿。

食谱推荐 山药鳝鱼汤

材料

鳝鱼2条
山药25克
枸杞5克
盐5克
葱段2克
姜片2克

做法

1. 鳝鱼洗净,切段,汆烫;山药去皮,洗净,切片;枸杞洗净。

2. 热油锅,爆香盐、葱段、姜片,放入鳝鱼、山药、枸杞同煲至熟即可。

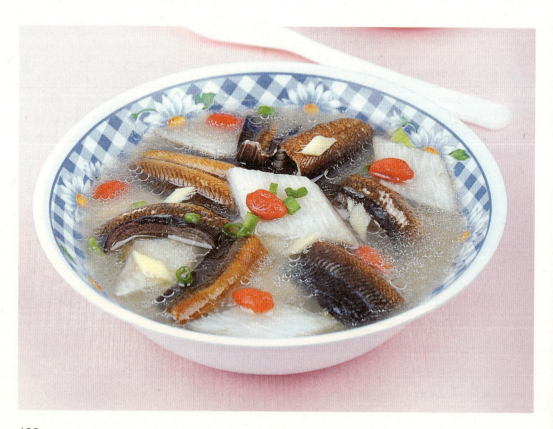

食谱推荐: 胡萝卜南瓜粥

材料

水发大米 80 克
南瓜 90 克
胡萝卜 60 克

做法

1. 洗好的胡萝卜切薄片,切成细丝,再切成粒。
2. 洗净去皮的南瓜切片,再切丝,改切成粒,备用。
3. 砂锅中注入清水烧开,倒入洗净的大米,搅拌均匀。
4. 放入切好的南瓜、胡萝卜,搅拌均匀。
5. 盖上锅盖,烧开后用小火煮约 40 分钟至食材熟软。
6. 揭开锅盖,持续搅拌一会儿。
7. 关火后盛出煮好的粥,装入碗中即可。

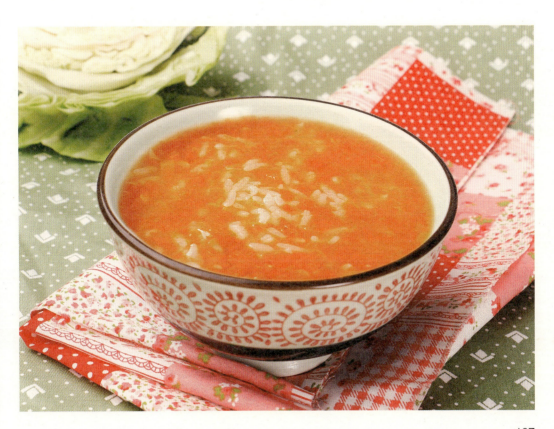

食谱推荐: 丝瓜金针菇

材料

- 丝瓜 250 克
- 金针菇 100 克
- 吻仔鱼 20 克
- 姜丝适量
- 太白粉水适量
- 盐适量

做法

1. 丝瓜洗净,去皮切长条状;金针菇洗净,切去根部。
2. 热油锅,放入姜丝爆香,再加入吻仔鱼、丝瓜、金针菇、盐拌炒均匀,接着加入适量水。
3. 盖上锅盖,以大火焖煮 5 分钟至食材熟透,起锅前用太白粉水勾芡即可。

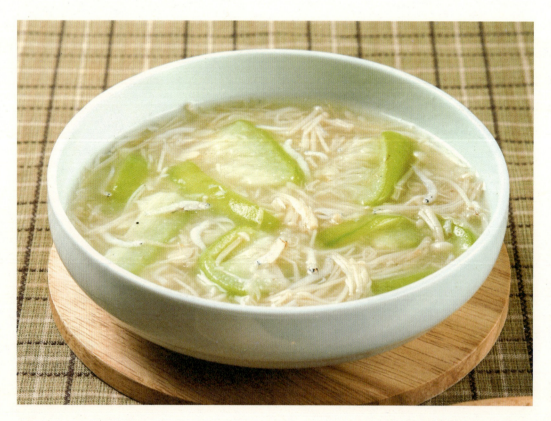

蒜头蛤蜊鸡汤

材料

鸡腿肉 1 支
蛤蜊 300 克
蒜头 30 瓣
姜 2 片
葱花适量
米酒 1 大匙
盐适量

做法

1. 鸡腿肉洗净切块；蛤蜊洗净，泡盐水吐沙；蒜头去皮。
2. 烧一锅滚水，加少许盐，放入鸡腿肉汆烫去血水，捞起备用。
3. 内锅中依序放入鸡腿肉、蛤蜊、姜片、蒜头、米酒，再加水淹过食材。
4. 将内锅放到电锅中，外锅倒入 1 杯水，按下开关，蒸至开关跳起，再焖 10 分钟，最后加盐调味，撒上葱花即完成。

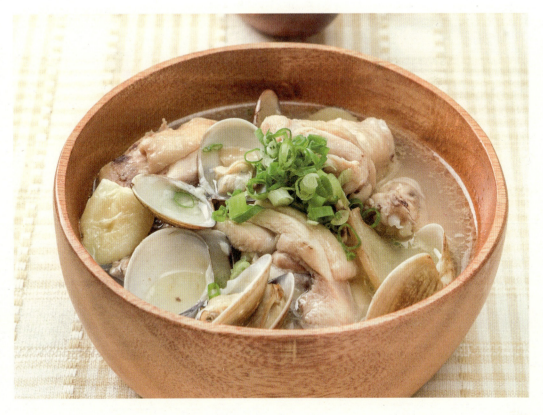

木耳山药煲鸡汤

扫扫 QR-code
影音轻松学

材料

去皮山药 100 克
水发木耳 90 克
鸡肉块 250 克
红枣 30 克
姜片少许
盐、鸡粉各 2 克

做法

1. 洗净的山药切滚刀块。
2. 锅中注水烧开,倒入洗净的鸡肉块,汆去血水,捞出。
3. 电火锅注水,倒入鸡肉块、山药块,加入泡好的木耳。
4. 倒入洗净的红枣和姜片,加盖,将电火锅调至"高"档。
5. 待鸡汤煮开,调至"低"档,续炖 100 分钟至有效成分析出。
6. 揭盖,加盐、鸡粉,搅拌调味,稍煮片刻。
7. 断电,揭盖,盛出鸡汤,装碗即可。

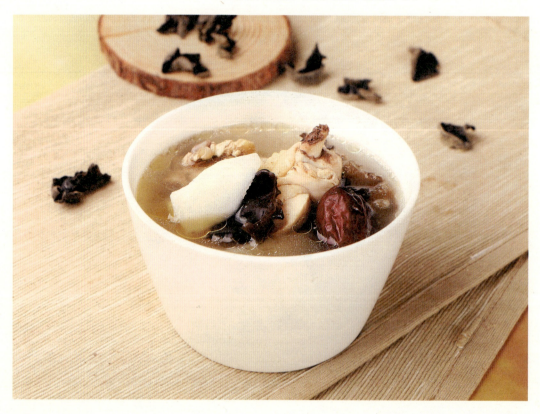

食谱推荐：核桃时蔬饺

材料
- 核桃仁 30 克
- 菠菜 80 克
- 鲜香菇 50 克
- 胡萝卜 80 克
- 姜末 1 大匙
- 澄粉 120 克
- 太白粉 30 克
- 米酒、胡椒粉、盐、麻油各适量

做法
1. 所有食材洗净切碎末，混合均匀，加入姜末、调味料搅拌成馅料，备用。
2. 将澄粉 170ml 的冷水拌匀，以中小火边煮边搅拌至凝固后熄火，取出拌入太白粉与 1 大匙的油，揉成粉团。
3. 粉团分切成大小一致的小团，用手压成薄片，包入馅料。
4. 待蒸锅水滚后，放入时蔬饺，以大火蒸 6 分钟，起锅后撒上核桃碎末即完成。

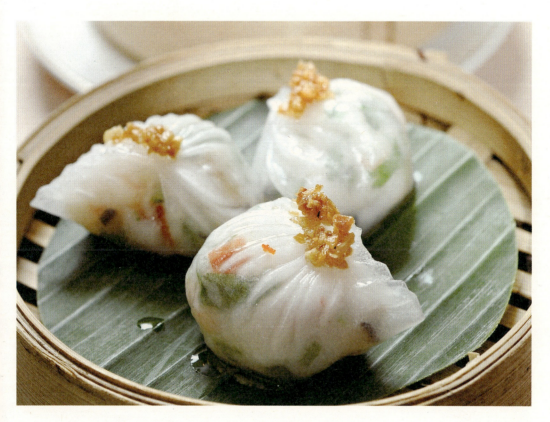

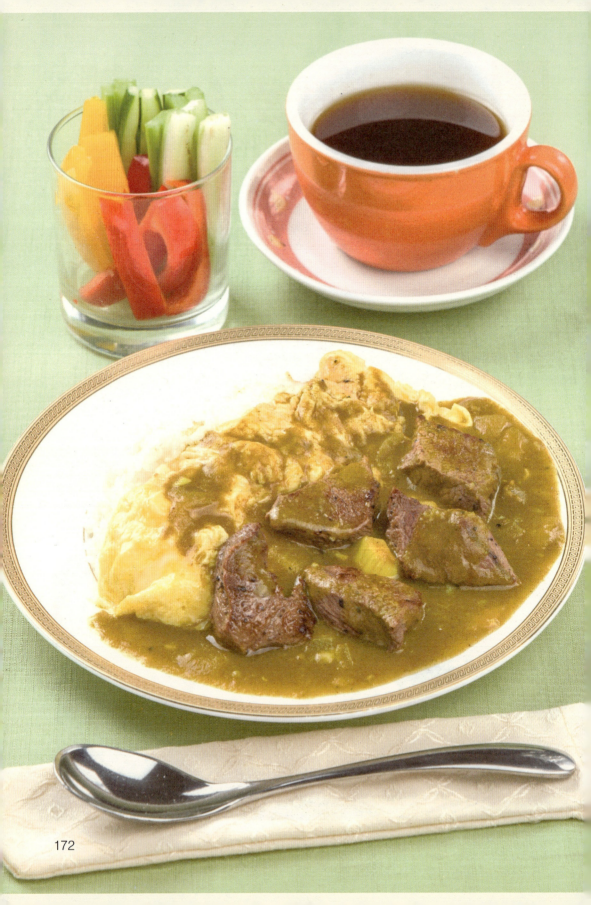

食谱推荐 牛肉咖哩饭

材料

蛋 2 颗
牛肉 150 克
洋葱 1/4 颗
鲜奶油 20ml
胡萝卜适量
马铃薯适量
咖哩块适量

做法

1. 洋葱、马铃薯、胡萝卜和牛肉都切成适口大小。
2. 平底锅加适量油,放入牛肉煎至 5 分熟取出备用;洋葱倒入平底锅中,用煎牛肉的油把洋葱炒软。
3. 把胡萝卜、马铃薯、咖哩块和水倒入平底锅内,用中火不断搅拌使咖哩块均匀融化后,转小火煮至食材熟透。
4. 将蛋和鲜奶油打成蛋液,另起油锅,倒入蛋液后转小火,拿筷子不断搅拌,至 7～8 分熟即完成欧姆蛋。欧姆蛋铺在白饭上,并淋上咖哩即完成。

贴心小提醒

想要煎出滑嫩好吃的欧姆蛋,又不想加太多的油去烹调,建议可使用不沾锅来煎蛋,就能顺利煎出滑嫩又少油的欧姆蛋。

此外,欧姆蛋只要用小火煎至 7～8 分熟,表面看起来软嫩的程度即可,不需要完全熟透,不然就吃不到滑嫩的口感了。

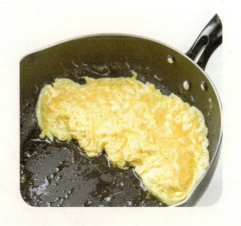

营养功效

胡萝卜搭配鸡蛋,可使胡萝卜中的 β-胡萝卜素更容易被人体吸收,也增加菜肴中优质蛋白、多种脂肪酸、胆固醇的含量,增加对人体的滋补性,满足怀孕期女性对蛋白质、脂肪、卵磷脂、胆固醇以及多种维生素的需要。

食谱推荐: 肉末蒸蛋

扫扫 QR-code
影音轻松学

材料

鸡蛋3个
肉末90克
姜末、葱花各少许
盐、鸡粉各2克
生抽、料酒各2毫升
食用油适量

做法

1. 用油起锅,倒入姜末,爆香,放入肉末,炒至变色。
2. 加入生抽、料酒,炒匀,加入鸡粉、盐,炒匀,盛出。
3. 取一碗,打入鸡蛋,加盐、鸡粉,分次注入少许温开水,调成蛋液。
4. 取蒸碗,倒入蛋液,撇去浮沫,备用。
5. 蒸锅上火烧开,放入蒸碗,加盖,蒸约10分钟至熟。
6. 揭盖,待蒸汽散去,取出蒸碗,撒上肉末和葱花即可。

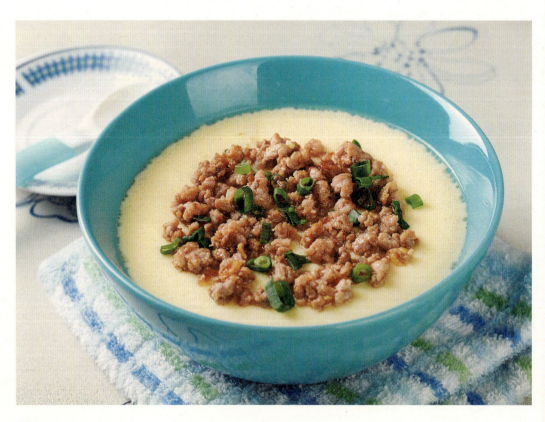

食谱推荐

黄河醋鱼

材料

鲤鱼 800 克
八角 1 个
姜片、葱段、蒜末各少许
盐、白糖各 4 克
鸡粉 3 克
料酒、水淀粉各 10 毫升
生抽 5 毫升
陈醋 8 毫升
食用油适量

做法

1. 宰杀好的鲤鱼切成两半,打上一字花刀,切去鱼鳍。
2. 沸水锅中倒入葱段、姜片、八角、鲤鱼。
3. 加入盐、料酒,拌匀,煮至鲤鱼熟软,捞出鲤鱼块,待用。
4. 热锅注油烧热,倒入蒜末,爆香,注水,拌匀。
5. 加入生抽、盐、鸡粉、白糖、陈醋,拌匀。
6. 用水淀粉勾芡,充分拌匀入味,制成调味汁。
7. 将煮好的鲤鱼块倒入盘中,淋上调味汁即可。

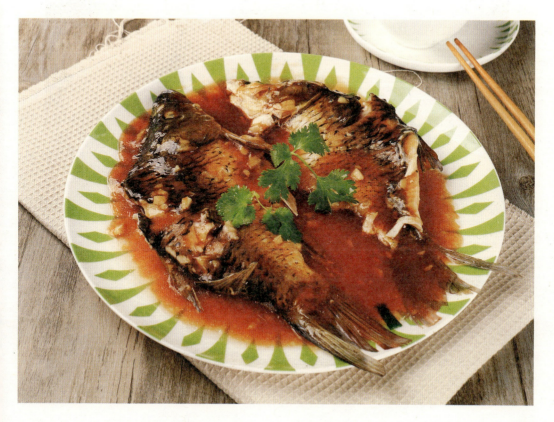

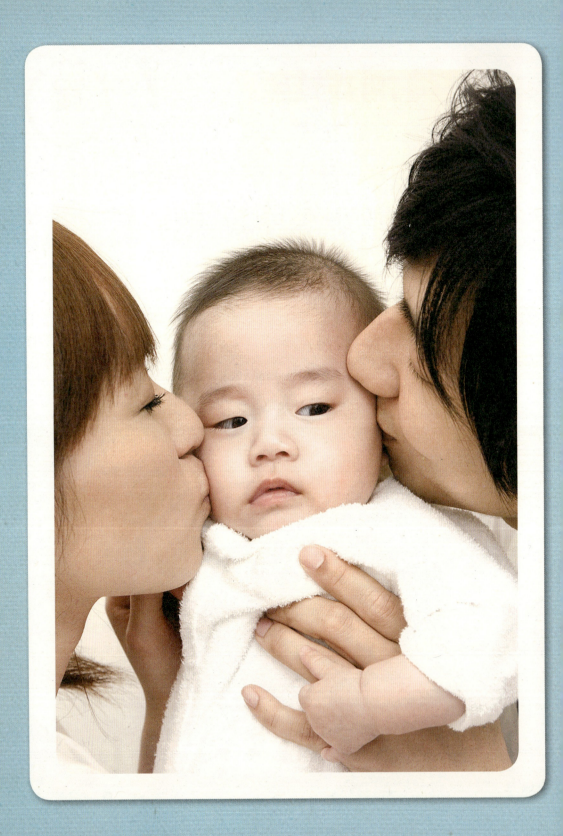

Part 5

迎接宝宝的出生！
产前准备与分娩

怀胎十月，
腹中的小天使已经迫不及待地想出来与爸爸妈妈见面了。
为了迎接宝宝的出生，
准爸妈做好充分准备了吗？
如果你不知道应该怎么做，
看看下面的内容吧！

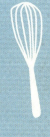
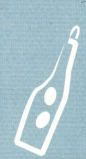
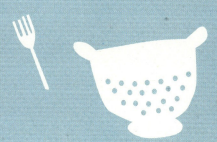

用充足的体力迎接宝贝

到了妊娠后期,孕妈妈要注意养精蓄锐,使分娩时精力充沛。

准妈咪的体力准备

一般从接近预产期的前半个月就不宜再远行,尤其是不宜搭车、船、飞机远行。因为旅途中各种条件都受到限制,一旦分娩出现难产,很有可能危及母子安全。

同时,因为分娩时要消耗很大的体力,产妇临产前,一定要吃饱、吃好。为确保孕妇有足够的体力完成分娩,家属应想办法让她多吃营养丰富又易于消化的食物,例如粥类或汤羹,切忌什么东西都不吃就进产房。

准妈咪的体力准备

有以下情况应及时去医院:

1. 规则阵痛

绝大多数的孕妇都可以用阵痛的间隔作为入院的判断基准。当出现每10分钟一次的阵痛,或者一个小时出现6次以上的阵痛时,孕妇必须先估计好自己从家里到医院所需的时间,然后打电话联络入院事宜。从阵痛开始到生产所需的时间,产妇大约是半天或半天以上;经产妇则是初产妇的一半时间或更短。

2. 破水

发生破水时,记得抬高腰部,躺下休息,头低臀高位,不要站立走下楼,保持安静,并且尽早送医院。紧急的处理方式是:先垫上干净的纱布或脱脂棉。破水后,如果乱动的话,可能会造成脐带脱垂,胎儿发生脐带脱垂时,会引发缺血或缺氧的危险,尤其是胎位不正时更不能站立,应叫救护车送至医院。

3. 突然大量出血

赶紧叫救护车,到最近的医院急诊。若出血处理得太慢的话,就可能危及母体与胎儿的生命和健康。

4. 剧烈腹痛子宫突然停止收缩,胎儿也静止不动

立即联络,赶紧入院待产。

	应依据个人分娩的具体情况而进行优劣评价	
	自然产	剖腹产
优点	经阴道分娩,临产后,子宫有规律地收缩、舒展,胎儿的胸廓也随之有规律地伸缩,使胎儿的肺部得到锻炼,肺泡液压挤至肺外,会刺激肺泡细胞产生较多的磷脂类物质,进而增加肺泡弹性,促进肺泡扩张,为出生后,迅速建立自主呼吸营造有利条件。	剖腹生产对产妇最大的吸引力就是能速战速决,减少待产及生产过程的疼痛。尤其现在麻醉技术进步,确实减轻手术前后伤口的疼痛,住院日数也缩短不少,一般五天即可出院。
	胎儿经产道挤压,可将吸入的羊水及黏液排出,进而防止胎儿在首次建立呼吸时,将羊水及黏液吸入肺部。	产道未经胎儿的扩张挤压,骨盆的韧带,结缔组织,肌肉比较不会松弛,日后发生生殖泌尿道脱垂的机会较低,也有人认为比较能保持夫妻间的性福。

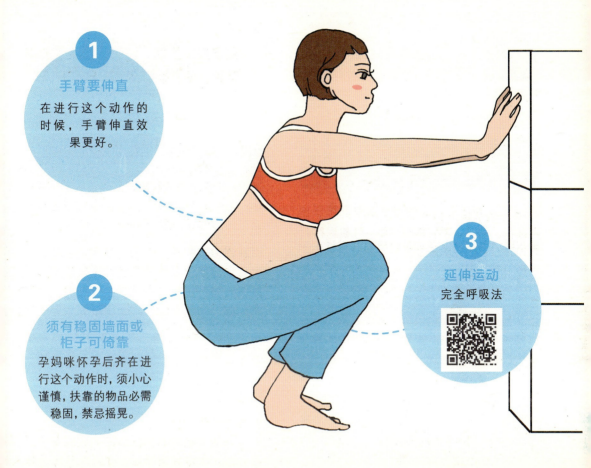

1 手臂要伸直
在进行这个动作的时候,手臂伸直效果更好。

2 须有稳固墙面或柜子可倚靠
孕妈咪怀孕后齐在进行这个动作时,须小心谨慎,扶靠的物品必需稳固,禁忌摇晃。

3 延伸运动
完全呼吸法

💧 下蹲的注意事项

1. 肌肉呈现紧绷状
一开始,把脚在地板上放平将会很困难,孕妈咪会感到小腿的肌肉和大腿的肌肉很疼痛地紧绷着。

2. 循序渐进地练习
不用过于坚持,因为只要几天的时间你就能毫无困难地做这个练习了。

3. 弯腰俯身的技巧
要习惯于每次弯腰俯身时就做这个动作,而不是向前倾斜。

4. 抬高分开的膝盖
要学会抬高分开的膝盖,背挺直,尤其要避免弯成弓形。

5. 调整呼吸的频率
为了更好做出这个动作,请深呼吸,在呼气时重新挺直。

产前注意事项

分娩是生理过程,也是一次严峻的精神、心理和体能的考验。

羊水早破怎么办?

临近预产期时,孕妇要随时随地注意身体的变化,一旦发现异常,如发现破水等状况,必须马上住院待产。胎膜在位于子宫颈口处破裂,羊水流出,这是胎儿娩出的前兆,多发生在子宫颈口扩张较大时。但是也有一些孕妇还没有出现明显的子宫收缩,也没有排尿,突然阴道排出水样液体,处理后又有液体排出时,应确定是否发生胎膜早破,又叫"早破水"。

发生胎膜早破后,多数情况下,规律性子宫收缩随即开始。但也有持续一段时间后,才出现规律阵痛者,没有经验的孕妇往往容易忽视。由于胎膜早破,羊水流出,子宫内部和外界已透过阴道相通,细菌很容易进入体内,导致子宫内感染。孕妇会有发热,羊水浑浊产生异味,并可使胎儿由子宫内感染出现败血症。因此,一旦发生早破水,就应该视为将要分娩,孕妇须马上住院待产(有20~25%的孕妇分娩前,会出现胎膜早破的情况)。

发生早产怎么办?

妊娠不足37周,胎儿即娩出为早产。约有10%的胎儿,提前四周以上出生。早产儿因为肺和其他脏器尚未完全成熟,出生后危险性较大,大多数早产原因不明,以下因素可以引起早产:子宫畸形、多胞胎妊娠、胎膜早破、子宫颈机能不全、羊水过多、胎盘异常(胎盘早剥或前置胎盘)、胎儿异常、胎死腹中和母体疾病,如高血压或一些母体感染。

有早产征象时,在无禁忌症如感染、出血的情况下,抑制子宫收缩非常重要。医生会要求孕妇卧床,尽量左侧卧位,用抑制子宫收缩的药,卧床是防止早产的有效办法,尤其在未用药前,这是唯一能做的事情。抑制子宫收缩的药有硫酸镁,可以透过静脉给药,β-肾上腺素受体激动剂类药可以口服或静脉用药,避免早产。

生产方法的训练

正确的生产方法是:掌握呼吸的技巧和肌肉松弛的技巧。	呼吸练习	肌肉松弛训练
	1. 在阵痛时,要保持呼吸规律,使氧气能被吸入体内供胎儿使用。 2. 产妇集中注意力,保持规律的深呼吸,可减轻阵痛时的疼痛和降低腹压。 3. 阵痛时,切忌喊叫,因为喊叫会减少氧的吸入,对胎儿不利。	1. 可由先生协助,如面向左侧,上身倾斜30度,采取半卧位。 2. 家人喊口令叫:"屈曲踝部,放松!绷紧大腿,放松!"阵痛间歇时,用深慢呼吸。 3. 阵痛强烈时,用浅快呼吸,子宫口全开时,用间断吹气呼吸法。 4. 在阵痛强烈时,可用按摩减轻疼痛,用双手在下腹划圈,或以双手从内向外按摩下腹部,再交替对后腰和腿根部用力压按。

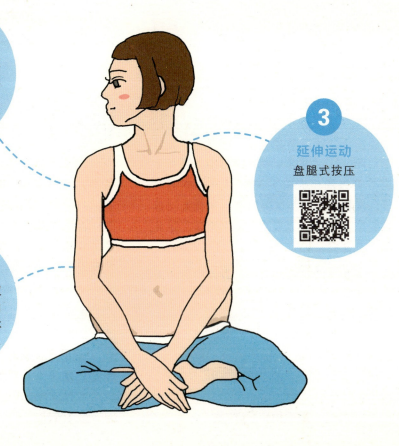

1 拉身背部肌肉
盘腿而坐时,背部维持挺直,使肌肉产生拉伸效果。

2 双手自然交叉
进行这个动作时,双手不要过度施力,自然垂直、交叉于身体前侧即可。

3 延伸运动
盘腿式按压

盘腿而坐的注意事项

1. 背部保持挺直
脚后跟放在臀部下面,膝盖离地,保持背部挺直。

2. 伸展腿部肌肉
一开始,孕妈咪很快就会感到累,为了放松,可把腿向前伸开。这个姿势有利于拉牵大腿肌肉和增强骨盆关节的柔韧度。

3. 落实平日生活
当孕妈咪习惯了这个姿势时,在读书、看电视等时都可以采用它。如果这个姿势对孕妈咪来说很困难,可以在臀部下面放一个垫子。

过了预产期怎么办？

根据统计，恰好在预产期当天出生的婴儿，只占全体新生儿的5%左右，而在预产期前后14天出生的婴儿，大约占85%。过了预产期，胎儿的发育自然减缓，这是因为胎盘功能逐渐减退，但胎盘功能良好者，胎儿还可继续生长。而且现在医学发达，可以利用无应力测试、音响刺激测试，及胎盘功能测试等检查，来测知胎盘功能是否正常，以及用B超声检查，胎儿是否安全。

如果检查结果没有任何异常的话，只需安心等待自然阵痛发生。过了预产期两周以上仍未生产时，医学上称为"过期妊娠"。若是胎盘发生老化现象的话，就可能使胎儿无法得到充分的营养和氧气，引起胎儿宫内窘迫，甚至胎死腹中。因此，当胎盘功能老化时，就必须利用人工的方法引起阵痛，尽快让孩子生下来。

有些孕妇一听到引产，就会产生抗拒心理，认为这是不正确的。因为有些过期妊娠对孕妇自身和胎儿来说都增加危险，所以，应认真听取医生的说明，一旦理解同意后，就该应全力配合医生处理。

胎儿有哪些胎位？

胎位是胎儿在孕妇腹中所处的位置，以首先进入骨盆腔部位而定名。胎儿在第3阶段逐渐转为头朝下，少数仍为臀部朝下；胎位分为头位、臀位、横位；头部位于骨盆腔称为"头位元"，其中根据胎儿枕部指向骨盆不同位置分为枕前位、枕横位、枕后位、颜面位等。

臀位分为单臀、全臀、不全臀位；横位是胎头位于腹部一侧，臀部位于另一侧；头位的颜面位及臀位的不全臀位、横位需剖腹产分娩；枕横位及枕后位临产后，产力好可以旋转为枕前位自然分娩，否则需吸引器，或产钳手术助产或剖腹。

分娩时如何用力？	
步骤	1. 仰卧，双手抓住枕头或床柱，阵痛高峰时使劲。
	2. 采取仰卧的姿势做深呼吸，空气吸入胸部后，暂时憋住，然后像排便一般，向肛门的方向用力。
	3. 无法再继续憋气时，便开始吐气，接着马上再吸气、用力。分娩的时候，应按医生和护士的指示，交互进行用力及放松。

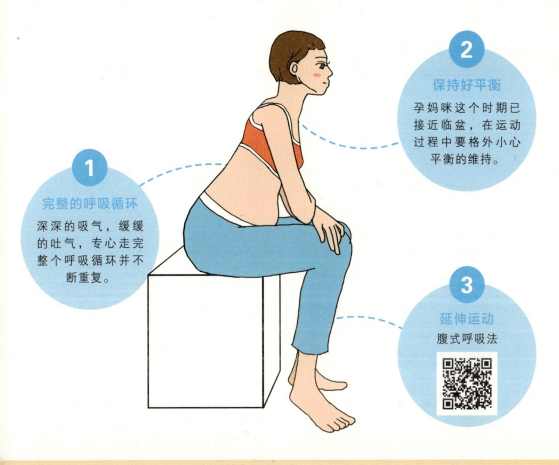

1 完整的呼吸循环
深深的吸气，缓缓的吐气，专心走完整个呼吸循环并不断重复。

2 保持好平衡
孕妈咪这个时期已接近临盆，在运动过程中要格外小心平衡的维持。

3 延伸运动
腹式呼吸法

增强会阴的弹性

1. 端正姿势
背部保持挺直坐下，稍稍向前倾，膝盖彼此分开，前臂和肘放在大腿上。

2. 收缩会阴
慢慢收缩会阴，保持几秒钟，然后放松双倍的时间。

3. 锻炼腹肌
深深吸气，在呼气时缩回腹部大概10秒钟放松自己，然后重新开始。

4. 特别注意
这个练习坐、站皆可，重复12次，一天2～3遍，可持续到分娩。为了使会阴的肌肉变发达，做练习时应该有点儿强度，每次至少保持5秒钟，如果中途没有坚持住，要循序渐进地做练习，不能急于求成。

分娩过程中的困惑早知道

多数产妇普遍存在怕产痛、怕难产、怕畸形的心理,要努力克服。

如何确认即将临盆?

阵痛次数增多,胎动减少,腰部、大腿根充满沉重感,胃部变得很轻松,频尿,分泌物增多,耻骨部和腰部疼痛,只要出现上述症状的2~3项以上,就表示临产即将开始。通常7天之内,就会分娩,要有心理准备。为了让自己可随时入院生产,应确实做到以下事项:随时和先生保持联络;保持自身的清洁(入院后便无法洗浴);睡眠充足,饮食充分(无论是在精神方面还是身体方面,生产都是一件需要耗费大量心力和体力的过程)。

生产的前兆如下:

1. 阵痛

腹胀逐渐演变成强烈的疼痛,当这种疼痛出现规律性时,就表示阵痛开始。阵痛刚开始的间隔时间是30分钟,不过,也有的孕妇是15分钟。阵痛之前会先有假阵痛,它与阵痛不同,没有规律性,有些孕妇误以为假阵痛是阵痛,便急急忙忙跑去医院。切记,只有周期性的疼痛才是阵痛,才是生产的前兆。

2. 见红

分泌物增加,阴道流出带有血丝的黏液,犹如刚开始的经血,这就是生产的预兆之一:见红。胎头下降后,子宫口会稍微打开,该开口部分的胎膜和子宫壁发生剥离,遂引起出血。如果尚未阵痛就先破水,或者出血量比经血量还多时,一定要立刻前往医院。

坐式分娩有何优点?

人类分娩所采取的体姿或体位,经历多种形式的变迁。最早有采取站、蹲、坐、跪等直式分娩体位,和坐式分娩体位的记载,这些体位的特点是,胎儿轴线与地平面垂直,分娩时,产妇可支撑在家具、床档、杆架等物体上,或俯伏在他人身上。

	炎热季节分娩注意事项
注意事项	1. 孕妇的衣着应宽大、舒适、简便。内衣应选择通气性,和吸湿性比较好的纯棉织品。
	2. 勤洗澡、勤换内衣,保持皮肤清洁,特别是注意保持乳房和外阴部的清洁。每天可用温水淋浴1~3次,避免盆浴。
	3. 饮食应选择清爽食物,少量多餐。
	4. 居室应有良好的通风,在使用空调控制室温下,室温不可过低,避免冷气或电扇直接吹袭。
	5. 注意休息,确保足够的睡眠时间,最好安排午睡1~2小时。临产后,可注射静脉点滴,确保能量及液体的需要。

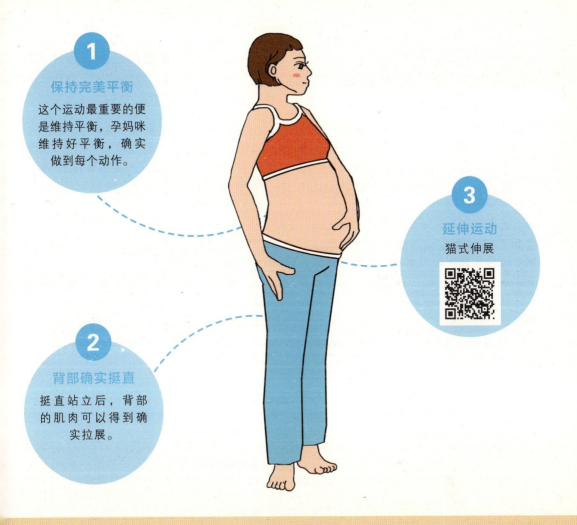

1 保持完美平衡
这个运动最重要的便是维持平衡,孕妈咪维持好平衡,确实做到每个动作。

2 背部确实挺直
挺直站立后,背部的肌肉可以得到确实拉展。

3 延伸运动
猫式伸展

骨盆摇摆运动

1. 站立时腰部挺直,腹部朝前,左手放在腹部,右手放在臀部,吸气。
2. 逐渐收缩腹肌,夹紧臀部,同时向前向下推动,呼气。为了帮助孕妈咪完成这个动作,可把右手向下伸,左手向上伸。
3. 手臂伸直并垂直,两手相隔30公分,大腿同样垂直,膝盖相隔20公分。
4. 慢慢使背部成凹形,抬头且尽可能提臀,做这些动作时吸气,并且使腹部放松,接着像小猫一样把背弓成弧形,收缩腹部,最大限度夹紧臀部并垂向地面,轻轻地把头垂向两个胳膊之间,全程动作时吐气。

生孩子愈快愈好吗？

临床上，将整个产程不足3小时的分娩称为"急产"。急产是有危害的，这是因为在急产情况下，子宫颈、阴道、外阴、会阴等软组织部分，来不及得到充分地扩张，胎儿便迅速娩出。这样的结果往往是引起前述组织的严重裂伤，助产士可能会因来不及做好接生准备而忽略消毒、保护等标准流程，由此易发生产后感染，和导致新生儿外伤。因此，并不是孩子生得愈快愈好，而是应该根据实际情况而定，无论产妇或家属都不要着急。

为什么过肥胖妇分娩要多加小心？

肥胖妇女在孕期和分娩期应加倍小心，因为可能发生以下问题：

1. 增高孕期并发症、分娩期难产和剖腹产，以及产后出血发生率。

根据统计，肥胖孕妇有30~50%发生高血压，10%出现蛋白尿。与正常孕妇相比，她们妊娠期糖尿病发病率增高1倍，妊娠高血压症候群的危险性增加15倍，过期妊娠率增高2倍，产程延长增加2倍，阴道手术助产增加3倍，剖腹产增加2倍；也增加血栓栓塞的机会。

2. 巨婴发生率增高。

肥胖孕妇孕期体重增加显著，巨婴发生率也明显增高，约为正常孕妇的2倍以上。孕前已有肥胖的孕妇，在孕期应特别注意定期产检，加强产前监护，要及时发现和治疗妊娠并发症。

为什么会发生胎位不正？

胎位不正是最常见的异常胎位，发生率为3~4%。怀孕30周以前，胎位不正比较多见。怀孕30周以后，胎儿多能自然转成头位，以利分娩。发生胎位不正的原因可能有：

1. 胎儿在子宫内活动范围过大

由于羊水过多，或产妇腹肌松弛，导致胎儿在子宫内可自由活动，进而形成胎位不正。

2. 胎儿在子宫内活动范围受限

子宫畸形、胎儿畸形、双胞胎妊娠及羊水过多等，导致子宫内空间过小，胎儿活动受限，容易发生胎位不正。

3. 胎头衔接受阻

出现骨盆狭窄、前置胎盘、子宫肌瘤、巨婴时，胎儿也易转成臀位。